Monthly Book

Medical Rehabilitation

編集 主幹 たって………

JN115780

　「骨」には一般的　　　　　　　支持機能,「脳や内臓などを保護する」保護機能,「運動の起点」となる受動的運動機能,「血液を造る」造血機能,「カルシウムや電解質を貯蔵する」貯蔵機能といった5つの機能(役割)がある. どれも生体機能に欠くことのできない機能である.「骨折」は, 支持機能の障害をきたし, 動作や歩行といった活動の低下により参加制限を生じ, 要介護となるだけでなく, 生命予後にも影響する. 骨折後の骨癒合や活動再獲得が円滑に進み, 参加レベルへと復帰できるかどうかは, そのプロセスにおいていかに廃用を予防し, 適切なリハビリテーション医療とケアが提供されるかどうかにかかっている. 骨折の患者を診るというときに整形外科医は, 骨折型や骨接合の術式, 荷重や負荷のかけ方, 移動能力に着目し, 最良のアウトカムを目指して治療を行い, 再骨折予防のためのリエゾンがトレンドとなっている. リハビリテーション医療においては, 回復期から生活期(～終末期)において, 速やかな活動・参加の回復と維持が目標とされている. がんにおいては, 転移はもちろん, 治療による骨の脆弱化も生じることが多い. 一旦, 顕性骨折が生じれば安静を余儀なくされ, 結果としてもたらされたPS(Performance Status)の低下によって治療方法の制限が生じ, 予後に著しく影響することがある. 糖尿病や腎疾患などの内科的疾患は多因子的に骨の脆弱化にかかわっているが, 薬剤としてはステロイドの長期投与が骨脆弱性をきたすことは知られており, その他にも骨に影響する薬剤は多い. このように骨の脆弱化は, 加齢だけでなく, 代謝性の疾患, 臓器障害, がんの転移, 不動など様々な原因で生じ, 不顕性のものから顕性化された骨折へとつながる. リハビリテーション医療に携わる者は, ICFに基づく評価・分析をもとに, クリティカルパスを基盤とする包括的な治療プロセスを通して, これら併存症のコントロールと骨折による合併症を予防しなければならない. 本特集では大腿骨近位部骨折や椎体骨折などのモデルとなる骨粗鬆性骨折への対処法を押さえつつ, 様々な併存症の観点から, 骨折にかかわる興味深いトピックを取り上げた. 高齢化社会では逃れることができないと考えられていた骨折発生数の増加や, 骨折のために併存症の治療制限が生じないこともももちろん重要であるが,「骨折」を全身疾患と捉え, 多くの診療科医師や専門職が強い関心をもって学際的に参加し議論する場が増えることを希望している.

2020年10月

大串　幹

Key Words Index

Writers File

ライターズファイル（50音順）

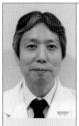

猪飼哲夫
（いかい てつお）

1980年	東京慈恵会医科大学卒業
1990年	同大学リハビリテーション医学講座，講師
1992年	米国ニュージャージー医科歯科大学留学
1994年	東京都リハビリテーション病院，医長
2001年	東京慈恵会医科大学リハビリテーション医学講座，助教授
2007年	東京女子医科大学リハビリテーション部，准教授
2009年	同大学リハビリテーション科，教授
2020年	牧田総合病院蒲田分院，院長

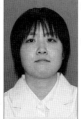

髙野早也香
（たかの さやか）

2018年	名古屋大学医学部医学科卒業 福島県立医科大学附属病院，初期研修医
2020年	同大学腎臓高血圧内科入局，助手

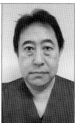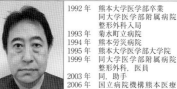

前田 智
（まえだ さとし）

1992年	熊本大学医学部卒業 同大学医学部附属病院整形外科入局
1993年	菊水町立病院
1994年	熊本労災病院
1995年	熊本大学医学部大学院
1999年	同大学医学部附属病院整形外科，医員
2003年	同，助手
2006年	国立病院機構熊本医療センター整形外科，医長
	同，副部長・総合情報センター部病院情報システム管理室長（併任）
2019年	

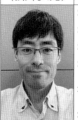

大串 幹
（おおぐし みき）

1986年	佐賀医科大学卒業 熊本大学整形外科入局
2001年	同大学医学部附属病院理学療法部，助教
2007年	同リハビリテーション部，助教
2014年	同大学脳卒中急性冠症候群医療連携寄附講座，特任准教授
2016年	兵庫県立リハビリテーション中央病院リハビリテーション科，部長
2017年	同院，診療部長・自立生活訓練部参事兼務
2019年	同院，院長補佐兼務

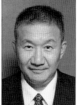

田口浩之
（たぐち ひろゆき）

1984年	愛媛大学医学部卒業 同大学整形外科入局
1990年	同大学大学院修了 済生会西条病院整形外科
1992年	共立病院整形外科，医長
1994年	愛媛県立中央病院整形外科，医長
1998年	宇和島社会保険病院整形外科，部長
2000年	松山赤十字病院リハビリテーション科，部長

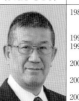

三上靖夫
（みかみ やすお）

1985年	徳島大学卒業 京都府立医科大学整形外科入局
1990年	大津市民病院整形外科
1996年	国立鯖江病院整形外科，医長
2000年	みどりヶ丘病院整形外科，医員
2002年	京都府立医科大学整形外科，助手
2005年	同大学大学院運動器機能再生外科学，講師
2013年	同，准教授
2014年	同大学大学院リハビリテーション医学，教授

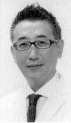

河野圭志
（こうの けいじ）

2004年	岡山大学医学部医学科卒業
2008年	神戸大学医学部腎臓内科，医員
2012年	明石医療センター腎臓内科，医長
2013年	神戸大学大学院医学研究科（腎臓内科学部門）修了
2014年	同大学大学院医学研究科腎臓内科/腎・血液浄化センター，特定助教
2016年	同腎・血液浄化センター，副センター長
2017年	同，助教

竹内靖博
（たけうち やすひろ）

1982年	東京大学医学部医学科卒業
1988年	米国国立衛生研究所（NIH）骨研究部門，研究員
1992年	東京大学医学部第四内科，助手
2003年	同大学医学部腎臓・内分泌内科，講師
2004年	虎の門病院内分泌代謝科，部長
2018年	同病院内分泌センター，センター長
2020年	同病院，副院長

宮本健史
（みやもと たけし）

1994年	熊本大学医学部卒業 同大学医学部附属病院整形外科
1997年	同大学医学部大学院博士課程
2001年	日本学術振興会特別研究員PD
2004年	慶應義塾大学医学部整形外科，特別研究助手
2006年	同，特別研究講師
2008年	同大学医学部総合医科学研究センター，特任准教授
2013年	同大学医学部整形外科，特任准教授
2015年	東京大学医学部整形外科特任准教授（兼任）
2019年	熊本大学整形外科，教授 慶應義塾大学医学部整形外科，特任教授（兼任）

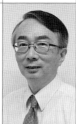

酒井良忠
（さかい よしただ）

1996年	神戸大学医学部医学科卒業
2001年	同大学大学院医学研究科修了，博士号（医学博士）取得
2001年	The Cleveland Clinic Foundation，リサーチフェロー
2004年	神戸大学医学部附属病院整形外科，医員
2007年	同大学大学院医学研究科整形外科学，助教
2009年	姫路獨協大学医療保健学部，教授
2011年	同，学部長（兼任）
2012年	神戸大学大学院医学研究科リハビリテーション機能回復学，特命教授

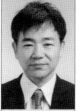

辻 王成
（つじ おうせい）

1998年	長崎大学医学部医学科卒業 健和会大手町病院
2003年	勤医協中央病院整形外科
2004年	釧路協立病院整形外科
2005年	健和会大手町病院整形外科
2007年	親仁会米の山病院整形外科
2008年	成尾整形外科病院整形外科
2013年	朝日野総合病院整形外科，副センター長

Contents

併存疾患をもつ高齢者の骨折のリハビリテーションのコツ

編集企画／兵庫県立リハビリテーション中央病院診療部長　大串　幹

Monthly Book

MEDICAL REHABILITATION No. 255/2020.11 目次

編集主幹／宮野佐年　水間正澄

Monthly Book Orthopaedics 足の好評号

通常号　本体価格（定価2,300円＋税）

2019年9月号 32/9

いま反復しておきたい足の外科基本手技

栃木　祐樹（獨協医科大学埼玉医療センター准教授）／編

X線画像の撮り方、創外固定、ブロックなど、かつて一通り学んだ基本知識のアップデートをし、より高いレベルの基本手技に関する知識と経験の共有を目指したい方に是非おすすめです。執筆陣には、本邦を代表する足の外科医が勢揃い！

●主な内容● 単純X線診断／超音波画像診断／外科手術の神経ブロック／外固定／関節鏡の基本テクニック／鋼線・スクリュー固定テクニック／創外固定の基礎知識

2019年1月号 32/1

外来でよく診る足疾患

奥田　龍三（清仁会シミズ病院副院長・足の外科センター長）／編

「よく遭遇する」からこそ日々多くのコツとピットフォールが生まれ、その診療法も日進月歩の様相。足のエキスパート達が、診る目を養うコツを徹底伝授。2019年 日本整形外科学会学術総会売上上位ランクインの好評号！

●主な内容● 扁平足／外反母趾／強剛母趾／趾変形／麻痺性足部変形／アキレス腱症／踵部疼痛症候群／足部神経障害／足根骨癒合症／足部種子骨・副骨障害

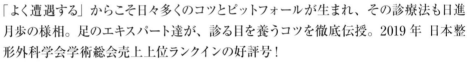

2018年9月号 31/9

足底腱膜炎の診療

高尾　昌人（重城病院内CARIFAS足の外科センター所長）／編

本疾患に対する現在の治療スタンダードの共有と、今注目のPRPや体外衝撃波についても収載。Reviewとしても重宝する1冊です！

●主な内容● 解剖／用語，疫学，病態／診断／保存療法（理学療法，装具療法、局所注射、体外衝撃波療法）／PRP治療の可能性／手術療法（open & mini open法、鏡視下手術）／超音波ガイド下治療

2018年3月号 31/3

外来で役立つ靴の知識

橋本　健史（慶應義塾大学スポーツ医学研究センター准教授）／編

治療を前提とした機能靴のみならず、整容面にも配慮した靴への需要は高まり、かつ多岐にわたる。患者さんの要望に応えるためにも、「靴」について語れる知識を身につけるのにちょうど良い構成。企画者は、2020年日本足の外科学会学術集会会長の橋本先生。

●主な内容● 靴の構造／機能／小児／高齢者／婦人／外反母趾／関節リウマチ／糖尿病足病変／アスリートの靴（ランニング、サッカー）

 全日本病院出版会　〒113-0033 東京都文京区本郷3-16-4　Tel:03-5689-5989
www.zenniti.com　Fax:03-5689-8030

MB Med Reha **No.255**：**1-6**, 2020

特集／併存疾患をもつ高齢者の骨折のリハビリテーションのコツ

熊本市における大腿骨近位部骨折地域連携クリティカルパスによる医療機関連携体制

前田　智*

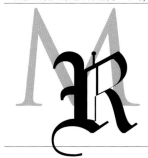

Abstract　大腿骨近位部（頚部/転子部）骨折は，術後後療法での医療連携を要する代表的疾患である．現在の地域医療では，施設間の垣根を越えた地域連携パスが必要不可欠なツールとなっている．我々は2004年4月より本疾患に対するIT化した地域連携パスを稼働させ，その評価と見直しを定期的に行っていくことで，異なる医療機関での情報共有ツールとして改良を重ねてきた．地域連携パスの運用により，入院日数の短縮，全体医療費の削減，1日当たりの入院単価の向上につながっていることが確認できている．その運用形態は変遷を遂げ，現在は県単位の地域連携ネットワーク内での運用へと移行している．高齢者に発生する本骨折においては，内科的合併症をもつ例が大半を占め，転院前にその状況を共有することも必要であり，新たな入力システムの開発でその目的を果たそうと試みている．未だ発展途上の状況にはあるが，地域連携パスの改良を通して，良質で効率的な地域医療を目指していこうと考える．

Key words　大腿骨近位部骨折（hip fracture），骨粗鬆症（osteoporosis），地域連携パス（liaison critical path）

はじめに

　大腿骨近位部（頚部/転子部）骨折は，手術による早期離床を治療の原則とする一方で，術後の長期リハビリテーションを必要とすることから，その後療法での医療連携を要する代表的疾患といえる．医療機関の機能分化とともに従来の施設完結型から地域完結型医療へと変わりつつある現在の地域医療では，施設間の垣根を越えた形での連携が必要不可欠となる．我々は2004年4月より本疾患に対するIT化した地域連携パス（以下，IT連携パス）を稼働させ，その評価と見直しを定期的に行っていくことで，異なる医療機関での情報共有ツールとして改良を重ねてきた．高齢者に発生する本骨折患者においては，内科的合併症をもつ例が大半を占め，転院前にその状況を共有することも重要である．参加施設の増加もあり，より利便

性を高めた形で新たな入力システムの開発を試み，その稼働を開始した．現在のIT連携パスの運用状況，今後の課題などについて述べる．

熊本大腿骨頚部骨折シームレスケア研究会の発足および地域連携パスの運用開始

　地域連携パス導入以前，転院先の施設では，同様の患者を複数の急性期病院から受け入れており，原則として，それぞれの急性期病院の治療計画に従って治療が行われてきた（**図1**）．これではそれぞれの医師が独自に指示を出し，同一施設内でバラバラな医療が行われているのと同じ状況といえる[1)2)]．紙運用の連携パスもあったが，フィードバックが不十分であり，治療の一貫性が欠如してしまうという欠点があった．

　2003年10月，熊本市で結成された大腿骨近位部骨折治療ネットワークは，継ぎ目のないケアを

* Satoshi MAEDA，〒860-0008 熊本県熊本市中央区二の丸1-5　独立行政法人国立病院機構熊本医療センター整形外科，副部長／総合情報センター部病院情報システム管理室長

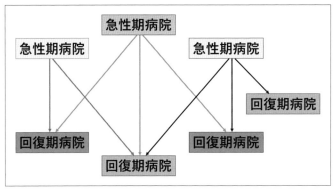

図 1. 地域連携パス導入以前の地域医療（イメージ）

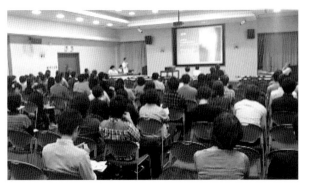

図 2. 熊本大腿骨頚部骨折シームレスケア研究会
　　第 85 回定例会
（2013 年 10 月 23 日開催 於 熊本機能病院南館 2 階大ホール）

提供するという意味で「シームレスケア研究会」と命名された．当初は急性期病院 3 施設，回復期リハビリテーション病院 3 施設，診療所 2 施設の合計 8 施設で開始したが，その後，連携医療に対する診療報酬改定も手伝って参加施設が増加し，現在ではその数は 50 を超えている．本稿執筆時点（2020 年 8 月）ではコロナ禍にあり中断を余儀なくされているが，定期会合を重ねながら方針の検討，地域連携パスの改訂作業を進めてきた．本研究会は医師，看護師，理学療法士，医療事務，その他の関連する職種のスタッフが参加し，治療方針を一定にするための共通のガイドラインを作成し，これに基づいて地域連携パスの開発運用を行っている（図 2）．地域連携パスは 2004 年 4 月よりデータベース化され，会員制ホームページで情報を共有することで運用開始となり，確実なフィードバックにより結果の検証を行うことを可能とした[3]．本パスは当初より 2 施設間のオーバービューパスとなっていて，双方の施設での入力項目が設けられている（図 3）．急性期病院では「周術期パス」となり，リハビリテーション施設では「術後リハビリテーションパス」の機能を果たす．目標を達成できなかった場合はバリアンス入力画面においてその要因をコードの定義に従い入力，活動性・退院基準についても同様に入力する．地域連携パスはクリティカルパスと同様，定期的な評価と見直しでバリアンス分析とパスの改訂を繰り返すことにより，種々のパスの活用効果が得られたが[4]，また同時に今後の課題も浮かび上がってきた．

IT 連携パスの運用効果

大腿骨近位部骨折に対して行われる手術は，骨接合術と人工骨頭置換術とに大別される．IT 連携パス稼働後の分析では，骨接合群が人工骨頭置換群より約 2 週間入院期間が長くなること，また腰椎疾患・膝疾患の既往があること，何らかの術後合併症が生じた症例ではそれぞれさらに約 2 週間長期化することなどがわかり，個々の症例で対応をとっている[1,2,5]．

退院基準については，到達目標を受傷前と同等のレベルとすると未達成が約 1/3 となることが確認され，これに主に影響を与えていたのは認知症の有無，訓練意欲の有無，退院後の所在（自宅か否か）だった[1,2,5]．個々の症例に応じた達成基準目標設定が必要であり，受傷前の歩行能力よりレベルを落としたゴール設定の検討が必要なケースもあると考える．術後の訓練が順調に進めば，在院日数とともに歩行能力は向上することになるが，必ずしもすべての症例が受傷前と同じレベルまで回

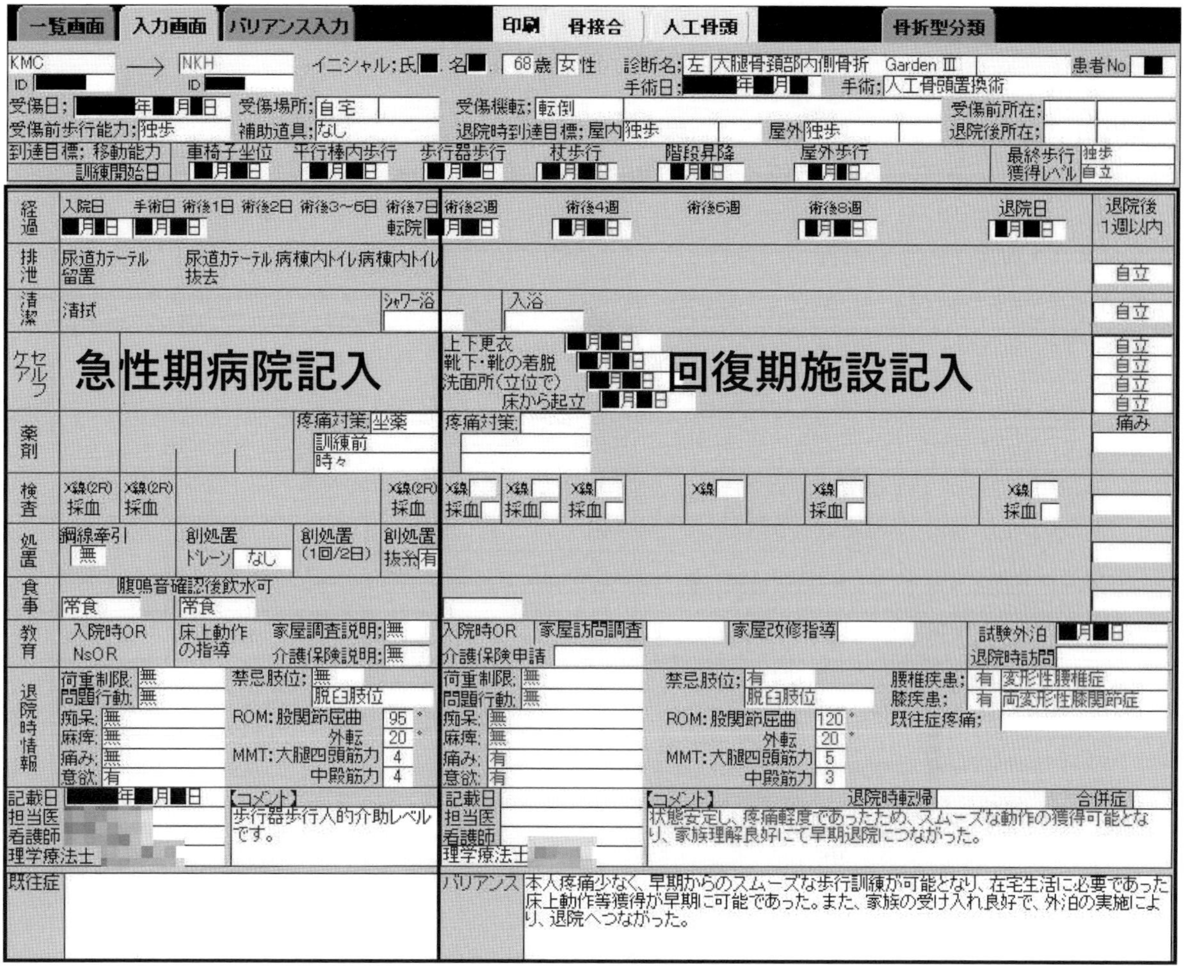

一覧画面　入力画面　バリアンス入力　　　印刷　骨接合　人工骨頭　　　　　骨折型分類

KMC　　→　NKH　　　イニシャル:氏■名■　68歳 女性　　診断名:左 大腿骨頚部内側骨折 Garden Ⅲ　　　　患者No■
ID■　　　　　ID■　　　　　　　　　　　　　　　　手術日:■年■月■日　手術:人工骨頭置換術
受傷日:■年■月■日　受傷場所:自宅　　　受傷転機:転倒　　　　　　　　　　　　　　　　受傷前所在:
受傷前歩行能力:独歩　補助道具:なし　　　退院時到達目標:屋内独歩　　　　屋外独歩　　　退院後所在:
到達目標:移動能力　車椅子坐位　平行棒内歩行　歩行器歩行　杖歩行　階段昇降　屋外歩行　　最終歩行 独歩
　　　　　訓練開始日 ■月■日　■月■日　■月■日　■月■日　■月■日　■月■日　■月■日　獲得レベル 自立

経過	入院日	手術日 術後1日	術後2日	術後3〜6日	術後7日 転院	術後2週	術後4週	術後5週	術後8週	退院日	退院後1週以内
排泄	尿道カテーテル留置	尿道カテーテル抜去	病棟内トイレ 病棟内トイレ								自立
清潔	清拭		シャワー浴	入浴							自立

ケアルフ　　急性期病院記入　　　　上下更衣　　　　　　回復期施設記入　　自立
　　　　　　　　　　　　　　靴下・靴の着脱 ■月■日　　　　　　　　　　　　自立
　　　　　　　　　　　　　　洗面所(立位で)　　　　　　　　　　　　　　　自立
　　　　　　　　　　　　　　床から起立 ■月■日　　　　　　　　　　　　　自立

| 薬剤 | | 疼痛対策:坐薬 訓練前 時々 | 疼痛対策: | | | | | | | | 痛み |

| 検査 | X線(2R) 採血 | X線(2R) 採血 | | X線(2R) 採血 | X線 採血 | X線 採血 | X線 採血 | X線 | X線 採血 | X線 採血 | |

| 処置 | 鋼線牽引 無 | 創処置 ドレーン なし | 創処置(1回/2日) | 創処置 抜糸有 | | | | | | | |

| 食事 | 常食 | 腹鳴音確認後飲水可 常食 | | | | | | | | | |

教育　入院時OR NsOR　床上動作の指導　家屋調査説明:無　介護保険説明:無　　入院時OR 介護保険申請　家屋訪問調査　　家屋改修指導　　　試験外泊 ■月■日　退院時訪問

退院時情報（急性期）
荷重制限:無　問題行動:無　禁忌肢位:無　脱臼肢位
痺呆:無　麻痺:無　痛み:無　意欲:有
ROM:股関節屈曲 95° 外転 20°
MMT:大腿四頭筋力 4　中殿筋力 4
記載日 ■年■月■日　担当医　看護師　理学療法士
【コメント】歩行器歩行人的介助レベルです。
既往症

退院時情報（回復期）
荷重制限:無　問題行動:無　禁忌肢位:有　脱臼肢位
痺呆:無　麻痺:無　痛み:有　意欲:有
ROM:股関節屈曲 120° 外転 20°
MMT:大腿四頭筋力 5　中殿筋力 3
腰椎疾患:有 変形性腰椎症　膝疾患:有 両変形性膝関節症　既往症疼痛:
記載日　担当医　看護師　理学療法士■
退院時転帰　合併症
【コメント】状態安定し、疼痛軽度であったため、スムーズな動作の獲得可能となり、家屋理解良好にて早期退院につながった。
バリアンス：本人疼痛少なく、早期からのスムーズな歩行訓練が可能となり、在宅生活に必要であった床上動作等獲得が早期に可能であった。また、家族の受け入れ良好で、外泊の実施により、退院へつながった。

図 3. 電子化された地域連携パス
2施設間で使用するオーバービューパスとなっている.

復するわけではない. このような場合は訓練の進行度がプラトーに達した時点で回復期リハビリテーションは終了し, その後は維持期へと移行することになる. したがって, 回復期リハビリテーション施設(以下, 回復期施設)退院基準は, 受傷前歩行能力が獲得できた時点もしくは訓練の進行度がプラトーに達した時点ということになる(**図4**). これらの見極めには訓練の進行度を定期的に評価する必要があり, これを定量化するため Barthel Index と FIM の歩行・階段の項目を地域連携パスに組み込み, 入力フォームを作成して地域連携パスの改訂を行った[1)2)5)]. 各施設の担当者にて入力作業を行ってもらい, それぞれに解析を進めている. 新しい退院基準に沿って維持期への移行が進めば, 手術から回復期施設退院までの入院期間はより効率化していくものと期待される. また維持期リハビリテーションの需要とともに, 介護まで含めた患者中心の医療福祉供給体制のあり方が明確になってくるものと考える.

2004年の術後在院日数は平均123日であったが, 2006年には95日へと著しく減少し, その後漸減してきている[6)7)]. 地域連携パスの電子化により情報が効率的に収集され, バリアンス分析による地域医療の標準化と効率化, 回復期施設での患者退院支援体制の改善が影響しているものと考える.

連携施設内での入院医療費は2004年の314万円から2007年の271万円へと削減効果が認められている. 診療報酬改定による回復期施設での医療費増減はあるものの, 地域医療の標準化と効率化に

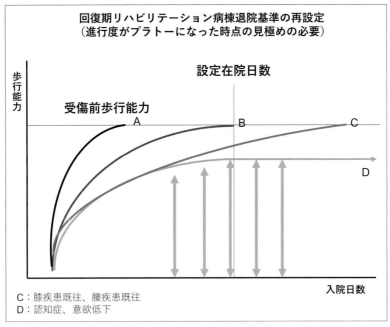

図 4. 回復期施設退院基準の再設定（イメージ）

より，1日当たりの入院単価は経年的に向上がみられている[6)7)].

IT 連携パス運用形態の変遷

2004 年 4 月，UMIN（大学病院医療情報ネットワークセンター）を利用した会員制ホームページで FileMaker により構築されたいわゆる手作りのデータベースを共有することで運用開始となった[8)]．当初は各施設担当者がデータベースであるファイルをダウンロードして入力作業を終え，その後またアップロードするという，やや煩雑なオフライン作業を伴うものであった．参加施設の増加に伴い利便性向上も必要となり，サーバーを UMIN から熊本大学医療情報経営企画部のものへと移行，2013 年 1 月からオンライン入力作業を可能とした．しかしながら，セキュリティ保持のため，VPN 接続設定による通信の暗号化が必要とされ，また新規参加施設によってはクライアントソフトの準備も不可欠でハードルが高く，紙運用連携パスの併用を余儀なくされるケースも多かった．現在は参加施設も増えてきている熊本県地域医療等情報ネットワークである「くまもとメディカルネットワーク」にこれまでと同じ形態でのデータベースを置き，これを運用する形での移行を進めている（図 5）．大腿骨近位部骨折受傷患者の高齢化は年々進んでおり，内科的合併症を有するケースも多く，転院前から情報共有の需要は今後増えていくものと考える．これまでも当院の電子カルテの機能（FUJITSU HOPE/EGMAIN-GX および地域医療ネットワーク Human Bridge HER ソリューション）を利用した地域連携システム「りんどう医療ネットワーク」で骨折以外の疾患の治療歴，検査結果なども含め，カルテ情報の一部参照は可能であったが，くまもとメディカルネットワークでは患者の受診時の状況，治療歴，検査データ，画像データなど，さらに広い範囲で，転院先医療機関が当院以外の医療機関との情報共有も可能となり，患者がより質の高い医療や介護を受ける機会が増えていくことが期待できる．

最後に

近年，社会全体の高齢化に伴い，90 歳以上の超高齢者への手術機会も増えてきており，中でも大腿骨頚部・転子部骨折の手術は最も多い．内科的合併症を有する症例も年々増加傾向にあり，転院前から骨折治療以外の情報共有の必要性も増えてくる．そういった意味で本疾患の地域連携パスは単なる骨折治療のクリティカルパスではなく，さ

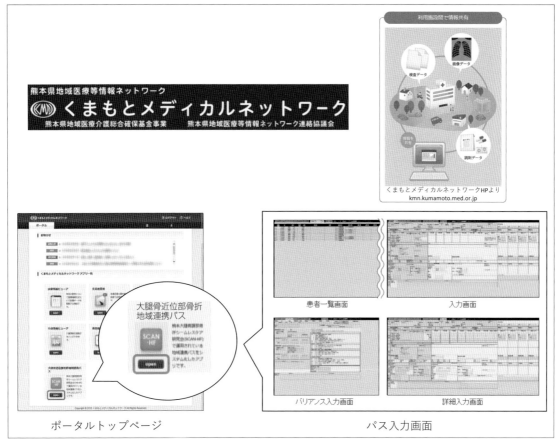

図5. くまもとメディカルネットワークでの大腿骨近位部骨折地域連携パスの運用
電子カルテ端末上での接続，地域連携パスへの入力が可能となっている.

らに範囲を広げた形での情報共有ツールである必要がある．また本来，骨粗鬆症治療の開始が不可欠[9]である本疾患患者での治療薬投薬率は今現在でも低く，対側骨折の発生頻度も減少してきているとはいえない[10]．今後は我々の研究会の回復期施設でも繰り広げられてきている骨粗鬆症リエゾンサービス(OLS)とも連携を深めながら骨粗鬆症患者の治療率向上，治療継続率向上，二次骨折予防に取り組んでいく必要がある．

地域連携パスの目指すものは連携医療の標準化による医療の質の向上である．今後さらに解析を進め，本疾患患者の入院経過の全体像を明らかにし，地域連携パスの改良を通して，良質で効率的な地域医療を目指していこうと考える．

文　献

1) 前田　智：大腿骨近位部骨折診療における地域連携パスの実際―大腿骨頸部骨折シームレス研究会(熊本県)―. 治療，**90**(増刊)：1103-1108, 2008

2) 前田　智：熊本県大腿骨頸部骨折シームレスケア研究会の現状と課題. 整形外科看護, 24-35, 2007.

3) 野村一俊：医療連携とクリティカルパス第2世代へと進化した大腿骨頸部骨折の連携パス. 実験医療，**675**：128-133, 2004.

4) 野村一俊ほか：クリティカルパスの目指すものアウトカムマネジメントによる医療の質向上. 医療マネジメント会誌，**3**(3)：464-468, 2003
　Summary 元来工業界で用いられていたクリティカルパスが医療の質向上のため取り入れられた経緯について書かれている.

5) 前田　智：熊本市における大腿骨近位部骨折地域連携クリティカルパスの現状と課題. 医療，**68**(9)：445-447, 2014.

6) 廣瀬　隼ほか：大腿骨近位部骨折に対する地域連携パスの運用効果と利用状況. 骨折，**33**(1)：167-

169, 2011.

7) 廣瀬　隼ほか：大腿骨近位部骨折に対する IT 連携パスの評価（6 年間の利用状況と運用実績）．医療情報学，**32**：103-109，2012.
Summary 大腿骨頚部骨折シームレスケア研究会での IT 連携パスの開始当初 6 年間の運用実績を評価してまとめている．

8) 廣瀬　隼：大腿骨頚部骨折に対する新たな地域連携クリティカルパスの評価．整外と災外，**55**(2)：

123-127，2006.

9) 骨粗鬆症の予防と治療ガイドライン作成委員会（日本骨粗鬆症学会，日本骨代謝学会，骨粗鬆症財団）：骨粗鬆症の予防と治療ガイドライン 2015 年版．ライフサイエンス出版，2015.

10) Hagino H, et al：The risk of a second hip fracture in patients after their first hip fracture. *Calcif Tissue Int*, **90**(1)：14-21, 2011.

MB Med Reha **No.255**：**7-14**, 2020

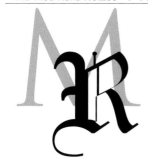

特集／併存疾患をもつ高齢者の骨折のリハビリテーションのコツ

骨粗鬆症を伴う高齢者の脊椎椎体骨折に対するリハビリテーション診療

三上靖夫[*1]　新庄浩成[*2]　大橋鈴世[*3]
前田博士[*4]　横関恵美[*5]　櫻井桃子[*6]

　　Abstract　　脊椎椎体骨折の治療法として，ほとんどの症例で装具療法が行われている．しかし，装具の選択や安静期間については議論がある．骨に脆弱性がある骨粗鬆症患者では，軽微な外力が加わっただけで椎体骨折が生じることがある．骨粗鬆症の有病率が高い超高齢者では，装具装着は生活に大きな制限を与え，不動による合併症が誘因となって寝たきりになり，生命を脅かすこともある．リハビリテーション診療では，まず正しい評価を行う必要がある．疼痛の強さ，認知機能，胸腰椎の後弯の程度，体力，ADL のレベルなどを十分に評価し，画像診断を加味して治療方針を決定する．画像診断では仰臥位で撮影する単純 X 線検査や MRI が，早期診断や骨折の程度，骨癒合の確認に有用である．装具の選択や安静期間については，画一的に決めるのではなく，リハビリテーション診断によってオーダーメイドとすべきである．また，仰臥位は骨癒合を阻害することが多く，急性期では側臥位を推奨する．

　　Key words　　骨粗鬆症(osteoporosis)，椎体骨折(vertebral fracture)，リハビリテーション診療(rehabilitation practice)，装具(orthosis)，画像診断(diagnostic imaging)

はじめに

　脊椎椎体骨折の年代による発生率について，Sakuma らは，70 歳代以降，80 歳代，90 歳代と指数関数的に上昇することを報告している[1]．また，骨粗鬆症の有病率について，Yoshimura らはコホート研究において女性では70歳代で29.8%，80 歳以上で 43.8% と報告した[2]．このような高齢者の脊椎椎体骨折の発生率と骨粗鬆症の有病率の状況から，超高齢社会を迎えさらに高齢者が増加する我が国では，骨粗鬆症を伴った脊椎椎体骨折

の患者が増加することは間違いない．脊椎椎体骨折は，骨粗鬆症を伴うか否かで診断や治療において異なる対応が必要となる．本稿では，骨粗鬆症を伴う脊椎椎体骨折に対するリハビリテーション診療について，診断や治療を中心に概説する．

圧迫骨折と破裂骨折の定義

　脊椎は身体に加わる負荷を支持する重要な骨格である．Denis の three column theory[3]では，椎骨は椎体と椎間板の前方 1/2，前縦靱帯を含む anterior column，椎体と椎間板の後方 1/2，後縦

[*1] Yasuo MIKAMI，〒 602-8566 京都府京都市上京区梶井町 465　京都府立医科大学大学院リハビリテーション医学，教授
[*2] Hironari SHINJYO，同，助教
[*3] Suzuyo OHASHI，同，講師
[*4] Hiroshi MAEDA，がくさい病院，部長
[*5] Megumi YOKOZEKI，がくさい病院，医長
[*6] Momoko SAKURAI，がくさい病院，医員

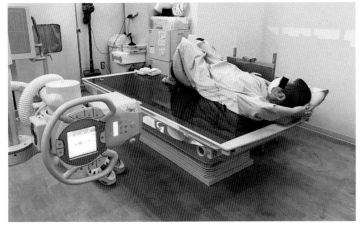

図 1.
仰臥位側面像の撮影法
座位や立位で明らかでない骨折の診断に有用である．MRI がなくても新鮮例か陳旧例か，骨癒合が完成したかを簡便に評価できる．

靱帯を含む middle column，椎弓根より後方の骨組織と靱帯を含む posterior column の 3 つに分類される．Anterior column だけが損傷されるのが圧迫骨折であり，anterior column と middle column が損傷されるのが破裂骨折である．Middle column は最も強固な支柱であり，これが損傷される破裂骨折では椎骨は不安定な状況となり，椎体後壁が脊柱管内に突出して脊髄や神経根を圧迫することで運動感覚障害や膀胱直腸障害をきたすことが少なくない．

診　断

骨粗鬆症を伴う脊椎椎体骨折の診断は容易ではない．重度の骨粗鬆症では軽微な外傷で圧迫骨折をきたすことも多く，明らかな受傷機転がなくても骨折が生じることがある．受傷後早期では単純 X 線検査で骨折が判明しないことも多く，早期診断には MRI が有用である．骨粗鬆症，椎体骨折にかかわりの深い各学会が共同で策定した椎体骨折の評価基準[4]は，T1 強調矢状断像で椎体に限局して，その一部が帯状あるいは全部が低信号の場合「STIR 像（T2 強調脂肪抑制画像）では同領域にほぼ一致して高信号を認める場合」としている．

MRI が骨折の早期診断に有用であることは間違いないが，すべての施設に MRI が整備されているとは限らない．単純 X 線検査を用いた脊椎椎体骨折の診断では，仰臥位で側方から撮影する機能撮影が簡便で有用である（図 1）．撮影台の上で仰臥位をとると，立位や座位で後屈するよりも，胸腰椎が伸展することが多く，骨折があれば骨折線

の離開を認めることが多い．陳旧性骨折を複数認める場合でも，端座位で前屈位をとらせて撮影する側面像と比較することで，どの椎体に新鮮骨折があるか診断できる．また，骨癒合の有無の判定にも有用である．ただし，後述するように仰臥位は骨癒合を阻害する．急性期での診断が終われば，骨癒合を確認する時期まで仰臥位での撮影は控えたほうが良い．

疼痛の強さ，認知機能，胸腰椎の後弯の程度，体力，ADL のレベルをしっかり把握したうえで画像診断を行い，予後予測を行ったうえで治療方針を決定しなければならない．

【症例 1】MRI で診断できた軽微な骨折（図 2）

85 歳，女性．転倒して腰痛を自覚した．初診時単純 X 線検査では T12，L1 に陳旧性圧迫骨折を認めたが，新鮮骨折の指摘は困難であった．MRI では L2 に T2 強調画像と T2 強調脂肪抑制画像で高信号領域を認めた．T1 強調画像では明らかな低信号を呈さなかったが L2 圧迫骨折と診断した．装具療法で疼痛は軽減した．受傷 2 か月後の単純 X 線像で L2 椎体高の減少を認めた．

【症例 2】仰臥位単純 X 線撮影法を用いた骨癒合の確認（図 3）

75 歳，女性．特に誘因なく背部痛を自覚し，翌日に来院した．初診時単純 X 線検査では T12，L2 に陳旧性と思われる圧迫骨折を認め，T11 椎体の終板の軽度の落ち込み（図 3-b 白矢印）を認めた．MRI では T11 に T1 強調画像で低信号領域を認め，同部は T2 強調脂肪抑制画像で高信号であった．T2 強調画像では単純 X 線像で落ち込んでい

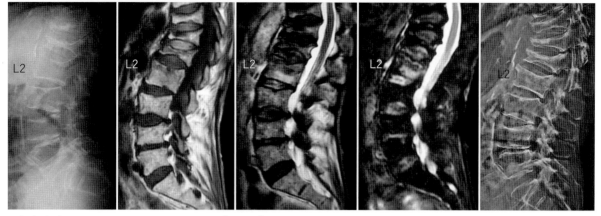

a | b | c | d | e

図 2.【症例 1】MRI で診断できた軽微な骨折

85 歳，女性．第 2 腰椎圧迫骨折．
a：初診時単純 X 線腰椎側面像，b：T1 強調 MR 画像，c：T2 強調 MR 画像，
d：T2 強調脂肪抑制 MR 画像，e：受傷 2 か月後単純 X 線腰椎側面像

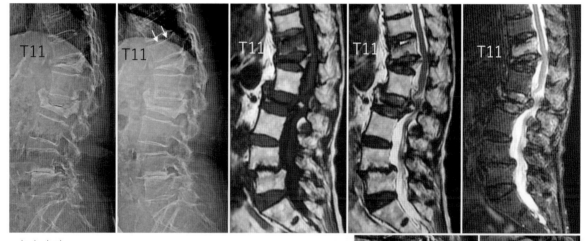

a	b	c	d	e

f	g

図 3.

【症例 2】仰臥位単純 X 線撮影法を用いた骨癒合の確認

75 歳，女性．第 11 胸椎圧迫骨折．
　a：発症前単純 X 線腰椎側面像
　b：初診時単純 X 線腰椎側面像
　c：T1 強調 MR 画像
　d：T2 強調 MR 画像
　e：T2 強調脂肪抑制 MR 画像
　f，g：受傷 4 か月後単純 X 線腰椎側面像(f：座位，g：仰臥位)

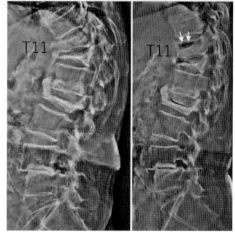

た終板直下に高信号領域を認めた．軟性装具による装具療法を開始し 4 か月後では起居時の背部痛は残存していた．座位で閉じている骨折線が仰臥位では離開しており，終板直下に vacuum cleft (**図 3-g** 白矢印)を認めた．骨癒合に至っていないと評価した．

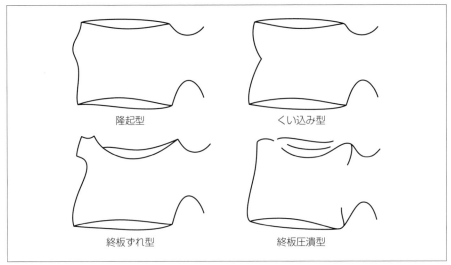

図 4. 骨粗鬆症性脊椎椎体骨折の単純 X 線検査での初期像—椎体前壁と終板
　　　の形による分類—
　　　　　隆起型：椎体前壁の膨隆あるいは突出を呈するもの
　　　　　くい込み型：小児の若木骨折のような折れ込み状を呈するもの
　　　　　終板ずれ型：椎体の上端または下端が舟のへさき状に突出したもの
　　　　　終板圧潰型：椎体終板の落ち込みを呈するもの
　　　　　　　　　　　　　　　　　　　　　　　　　　　　　　（文献 7 より）

骨粗鬆症性脊椎椎体骨折の予後

　脊椎椎体骨折は座位や立位では荷重がかかることで骨折部が密着するので，四肢ほど厳密な固定をしなくても骨癒合を得られることが多い．しかし，椎体前壁が損傷されると受傷前の骨形態を維持することは困難であり，ほとんどの症例で椎体後壁に比し前壁が短くなって楔状となる．骨粗鬆症性脊椎椎体骨折では，骨皮質が菲薄化しており荷重を支持することが難しく，楔状変形を起こしやすい．負荷を受けた海綿骨が圧縮されることで骨折面での接触が得られにくいので注意を払わないと偽関節になりやすい．後弯の頂椎である胸腰移行部にこの傾向が強い．体幹を後屈することで骨折線は離開することを理解しておかねばならない．

　また，骨粗鬆症により支持性が十分でない椎体では，受傷当初は圧迫骨折であったものが，受傷後の経過の中で椎体後壁が負荷に耐えきれずに骨折し，middle column が破綻することがある．これを圧迫骨折後椎体圧潰と呼び，破裂骨折と区別している．両者を画像所見で鑑別することは困難であり，圧迫骨折後椎体圧潰でも破裂骨折と同様に骨片が脊髄や神経根を圧迫することで神経障害が生じることがある．そのため，骨粗鬆症により支持性が十分でない椎体に圧迫骨折が生じると，受傷直後は神経障害を認めなかった患者に，数日～数週間後に椎体が圧潰して遅発性の麻痺が生じ，対麻痺を呈することもある．圧迫骨折後に遅発性神経障害をきたす症例があることはCTやMRIの開発・普及前から報告されてきた[5)6)]．

　骨粗鬆症性脊椎椎体骨折はすべてが一様な折れ方を呈することはない．吉田らは椎体骨折について，椎弓根部で支えられている後方よりも椎体前壁と終板に骨折を起こしやすいことから単純X線側面像で椎体前壁と終板の所見に注目し，骨粗鬆症性脊椎椎体骨折の初期像を4つに分類した[7)]（図4）．杉田らは骨粗鬆症性脊椎椎体骨折に対し，自然経過を知る目的で強固な固定をせず加療した治療成績を吉田の分類によって評価した[8)]．椎体高が50％以下となった症例を圧潰，4か月を過ぎても骨癒合の得られなかった症例を偽関節と分類した．その結果，くい込み型と終板圧潰型の成績は良く，終板ずれ型と隆起型の成績が不良であることを明らかにした（表1）．

治　療

1．装具の選択

　脊椎圧迫骨折に対する治療法は，若年者で楔状変形が強い症例以外では装具療法が基本であり，硬性装具，軟性装具，体幹ギプスが選択される．装具の選択については強固な固定が勝るという報告が多い[9]．各種の体幹装具［ジュエット型装具，ナイトテーラー型装具，クロスバンド式胸腰仙椎コルセット，胸腰椎軟性コルセット（TLSO），腰椎軟性コルセット（LSO），即席体幹装具］を装着して制動力を調査した研究では，軟性LSOが最も低値であり，ナイトテーラー型，クロスバンド式および即席体幹装具では，屈曲に加え側屈への制動効果にも優れる傾向を示した．特にナイトテーラー型は伸展でも制動効果が高く，固定性に優れることが示唆された[10]．

　一方で，古矢らは骨粗鬆症性脊椎椎体圧迫骨折に対し，軟性装具治療を行った連続する141例の検討で，椎体圧潰の発生は過去の体幹ギプス治療や硬性装具治療の報告より高かったが，偽関節発生頻度は同等であり，画像上偽関節が存在した症例の半数近くは腰痛の訴えがなかったとしている[11]．また，Katoらは65歳以上85歳未満の女性で胸腰椎移行部（T10〜L2）の新規単独骨折患者を対象とした大規模ランダム化試験により，硬性装具の使用は軟性装具と比較して24週，48週において椎体変形，QOL，疼痛について優位性がなかったとしている[12]．

2．床上安静の必要性

　装具療法に入る前に，受傷後一定期間は安静にすべきとする報告がある．岸川らは，不安定な骨折や重度の腰痛患者に対しベッド上で寝たまま食事と排泄を行う非荷重安静期間を2週間設けると，食事やトイレ時の荷重を許可するよりも椎体圧潰率は有意に低く，骨癒合率は有意に高かったとして推奨している[13]．大塚らは，初診から3週間は離床を禁じ厳重な床上安静（ベッドアップ制限，床上排泄，ハーバード浴）を行い，偽関節が1

例も生じなかったと報告した[14]．

　多施設共同による前向き無作為化比較試験（randomized controlled trial；RCT）が日本整形外科学会プロジェクト研究として行われた[15]．①3週間床上安静後，体幹装具9週間，②発症後できる限り早期に体幹固定後離床（体幹ギプス4週間，その後，半硬性体幹装具を4週間，さらに既製の体幹装具4週間），③発症後1週間以内に既製体幹装具を装着12週間の3群に分けた前向き研究である．解析の結果，受傷初期に3週間ベッド上安静をとらせても椎体変形や偽関節を予防できないため早期離床の妥当性が示された．ただし，この研究での床上安静は，ベッドサイドでのトイレ動作は許可されていた．

3．骨粗鬆症性を伴う脊椎椎体骨折に対するオーダーメイド治療

　脊椎椎体骨折では，圧潰を起こし遅発性麻痺を起こすことや偽関節になることがある．しかし，強固な固定や長期の床上安静が骨粗鬆症を伴う高齢者に対し妥当な治療といえるだろうか．硬性体幹装具の装着は高齢者にとって大きな苦痛であり心理的圧迫をきたすこともある．体形に合わせて製作した装具であっても起座や寝返りで容易に上方へずれてしまい，特に円背の場合は胸部や前頚部を圧迫することもある．前述した杉田らの報告[8]にあるように骨折型によって予後は異なり，すべての患者に硬性装具を使う必要はないと考える．骨粗鬆症性椎体骨折では圧潰した骨梁や骨皮質の整復は行えず，骨癒合が得られるまで長期間装着することは現実的ではない．装具療法の意義は骨折部への過度な負荷を防止することにあり，

表 1． 骨粗鬆症性脊椎椎体骨折の骨折型による予後の違い

	椎体数	圧潰	偽関節
くい込み型	8	1	0
終板圧潰型	23	2	1
終板ずれ型	16	15	7
隆起型	16	14	7
破裂骨折	3	3	1

（杉田らの報告[8]を改変）

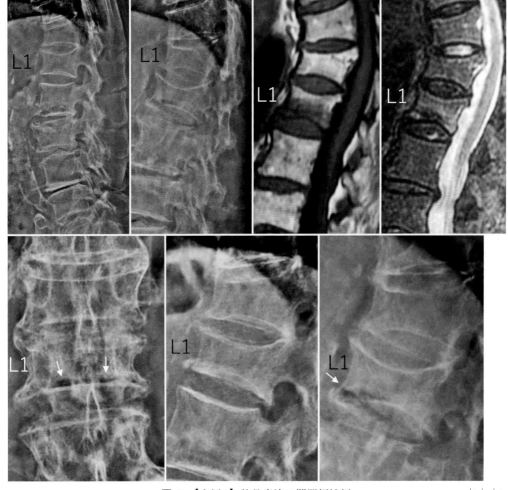

図 5.【症例 3】装具療法の期間短縮例

a｜b｜c｜d
e｜ f｜g

79 歳，女性．第 1 腰椎圧迫骨折
a，b：腰痛発症時の腰椎単純 X 線側面像（a：座位前屈，b：仰臥位）
c：T1 強調 MR 画像，d：T2 強調脂肪抑制 MR 画像
e，f，g：受傷 1 か月後腰椎単純 X 線像（e：仰臥位正面，f：座位側面，g：仰臥位側面）

過去の報告から軟性装具でも目的を達成できることが多い．

　装着期間については，高齢者では装具を装着していることが ADL の自立を妨げることも多く，症状が軽減し X 線検査で椎体の楔状変形の程度が大きくなければ早めに除去しても良いと考える．腰痛消失後に，くい込み型と終板圧潰型では装具の除去を検討し，終板ずれ型と隆起型では画像診断を定期的に行い，椎体高の低減がプラトーになるのを待って除去するのが適切と考える．また，受傷後の床上安静期間を一律に 2～3 週間とすると，高齢者では不動による合併症を招くことが多い．患者を診ずに骨折した骨だけをみている

と，高齢者では命取りになる可能性がある．症状の経過と単純 X 線検査による骨折部の評価を行いながら，装具の選択や安静度の設定を含めたリハビリテーション治療を進めていくことが，本疾患に対するリハビリテーション診療の真髄と考える．

【症例 3】装具装着期間短縮の検討（図 5）

　79 歳，女性．大腿骨転子下骨折手術後の入院中に小脳梗塞を発症した．急性期病院で 1 か月間加療を受けた後に回復期リハビリテーション病棟に転院して 6 週間後に特に誘因なく腰痛が強くなり，L1 圧迫骨折と診断された．軟性装具で固定し，疼痛はしばらくして消失した．1 か月後に撮影した画像では，仰臥位で正面・側面像ともに骨

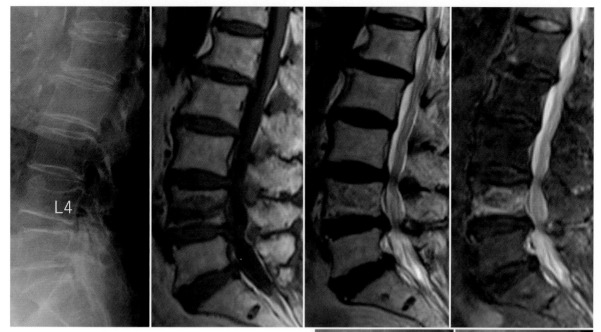

a | b | c | d
e | f

図 6.
【症例4】床上安静の期間短縮例
83歳, 女性. 第4腰椎圧迫骨折
　a：初診時の腰椎単純 X 線側面像
　b：T1 強調 MR 画像
　c：T2 強調 MR 画像
　d：T2 強調脂肪抑制 MR 画像
　e：受傷2週間後腰椎単純 X 線側面像
　f：受傷3か月後腰椎単純 X 線側面像

折部の離開（図5-g 白矢印）を認め骨癒合は得られ
ていないが，変形の進行はないと考え装具療法を
終了した.

【症例4】床上安静期間短縮の検討（図6）

　83歳, 女性. 転倒して軽い腰痛を自覚し，念の
ために独歩で病院を受診したところ，L4圧迫骨折
で即日入院のうえ，3週間床上安静が必要と診断
された．受傷前は1人で公共交通機関を使って遠
方へ外出できていた．床上安静となってから食欲
をすっかりなくし，認知機能にも障害を認めるよ

うになったが，ベッドアップは30°までしか許可
されなかった．心配した家族の強い意向により2
週間で回復期リハビリテーション病棟へ転院し，
入棟当日から歩行訓練を開始したところ，元気を
取り戻し元の生活に戻ることができた．本例では
不動による合併症が進んでいることから離床を急
ぐ必要があり，隆起型の圧迫骨折であるが腰椎前
弯が保たれており，立位時は重心が骨折椎体の後
方を通ることから椎体高の低減が強く進まないと
判断された.

骨粗鬆症を伴った高齢者の脊椎椎体骨折の診療で重要なことは，仰臥位をとらせないことである．図3に示すように，仰臥位になると座位や立位では接している骨折面が離開する方向に力が働くので，平坦なベッドで仰臥位に寝ていると骨癒合が進まない．脊柱が後弯を呈する症例では仰臥位が骨癒合に不利であり，側臥位を推奨する報告はこれまでにもみられる[13)16)]．高齢者では胸椎から胸腰移行部にかけて後弯が強いことが多く，仰臥位になると胸腰椎の前方には延伸力が働く．側臥位で寝かせることが必要であり，仰臥位でないと眠れない場合は，ベッドの角度を調整する．リハビリテーション室でも訓練台の上に仰臥位で寝かせてはならない．

まとめ

脊椎椎体骨折は，骨折型によって予後が大きく異なり，装具の選択や臥床期間については議論が絶えない．骨粗鬆症を伴う高齢者では不動による合併症が顕著になることが多く，疼痛の強さ，認知機能，胸腰椎の後弯の程度，体力，ADL のレベルなどによりオーダーメイドとすべきであり，画像所見により画一的な治療を行うべきではない．リハビリテーション診断により予後を予測し，治療方針を決定すべきである．

文　献

1) Sakuma M, et al：Incidence and outcome of osteoporotic fractures in 2004 in Sado City, Niigata Prefecture, Japan. *J Bone Miner Metab*, **26**：373-378, 2008.

2) Yoshimura N, et al：Prevalence of knee osteoarthritis, lumbar spondylosis, and osteoporosis in Japanese men and women：the research on osteoarthritis/osteoporosis against disability study. *J Bone Miner Metab*, **27**：620-628, 2009.

3) Denis F：The three column spine and its significance in the classification of acute thoracolumbar spinal injury. *Spine*, **8**：817-831, 1983.

4) 森　諭史ほか：椎体骨折評価基準(2012 年度改訂

版). *Osteoporo Jpn*, **21**：25-31, 2013.

5) Kempinsky WH, et al：Osteoporotic kyphosis with paraplegia. *Neurology*, **8**：181-186, 1958.

6) 岩破康博ほか：骨粗鬆症による脊柱圧迫骨折のための両下肢麻痺を呈した症例．整形外科, **33**：207-212, 1982.

7) 吉田　徹ほか：高齢者脊椎圧迫骨折の最新の治療法と成績．骨・関節・靭帯, **18**：395-401, 2005.

8) 杉田　誠ほか：骨粗鬆症性脊椎骨折後の偽関節に対する経皮的椎体形成術．骨・関節・靭帯, **15**：197-205, 2002.

9) 渡邉吾一ほか：骨粗鬆症性椎体骨折に対する保存的治療，外固定法別の骨癒合率および日本整形外科学会腰痛評価質問票(JOABPEG)評価．別冊整形外科, **60**：75-78, 2011.

10) 平山史朗ほか：体幹装具の制動効果についての検討．日義肢装具会誌, **26**：260-263, 2010.

11) 古矢丈雄ほか：骨粗鬆症性椎体圧迫骨折に対する軟性装具を用いた保存療法の治療成績．*J Spine Res*, **6**：1061-1065, 2015.

12) Kato T, et al：Comparison of Rigid and Soft-Brace Treatments for Acute Osteoporotic Vertebral Compression Fracture：A Prospective, Randomized, Multicenter Study. *J Clin Med*, **8**(2)：198, 2019.
   Summary　大規模ランダム化試験の結果，硬性装具の使用は軟性装具と比較して 24・48 週において優位性がなかった．

13) 岸川陽一ほか：高齢者の脊椎圧迫骨折の初期治療における非荷重安静期間の重要性．*J Spine Res*, **4**：1028-1033, 2013.

14) 大塚和史ほか：骨粗鬆症性椎体骨折に対する保存療法の予後不良因子の検討．臨整外, **52**：931-938, 2017.

15) 千葉一裕ほか：骨粗鬆症性椎体骨折に対する保存療法の指針策定―多施設共同前向き無作為化比較パイロット試験の結果より―．日整会誌, **85**：934-941, 2011.
   Summary　RCT で受傷初期に 3 週間ベッド上安静をとらせても椎体変形や偽関節を予防できず早期離床の妥当性を示した．

16) 佐藤光三ほか：骨粗鬆症性椎体骨折の保存的治療―回復期リハビリテーション病棟での治療計画―．整形外科, **64**：1247-1254, 2013.
   Summary　臥床の体位は脊柱弯曲をあるがままに維持しやすい側臥位が良く，側臥位のままでの寝起き動作が重要である．

MB Med Reha **No.255**：**15-19**, 2020

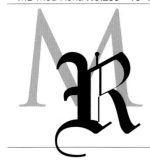

特集／併存疾患をもつ高齢者の骨折のリハビリテーションのコツ

生活習慣と骨折

宮本健史*

Abstract　高齢者における骨粗鬆症や骨粗鬆症を基礎疾患とした脆弱性骨折は，加齢や閉経など，様々なリスク因子の複合による多因子疾患である．加齢や閉経以外に，続発性骨粗鬆症の誘引となるリスクがない場合には原発性骨粗鬆症と診断される．続発性骨粗鬆症には何らかの基礎疾患によるものや薬剤によるものなど様々なものがあるが，飲酒や喫煙，食事などの生活習慣によるものは自身や他者により管理可能なものもあり，骨折を未然に防ぐことも期待できる．また，骨粗鬆症性の脆弱性骨折の中でも特に重症なものとして，大腿骨近位部骨折が挙げられるが，骨折の発生には骨粗鬆症以外にも様々な要因が関連してくる．遺伝的な要因である家族歴の他，ほとんどの骨折は転倒により発症しているが，この転倒のリスクと考えられる筋力低下やビタミンD不足なども大腿骨近位部骨折のリスクと考えられている．大腿骨近位部骨折は二次骨折の発生率が高いことも知られており，2度目の骨折を防止する取り組みも必要である．本稿ではこれらのことについて考察したい．

Key words　生活習慣(lifestyle)，骨粗鬆症(osteoporosis)，脆弱性骨折(fragility fracture)

原発性骨粗鬆症と続発性骨粗鬆症

　生活習慣と骨粗鬆症を理解するうえで，疾患の病態をまずは整理しておく必要がある．骨粗鬆症は低骨量と骨組織の微細構造の異常を特徴とし，骨の脆弱性が増大し，骨折の危険性が増大する疾患と定義され[1]，原発性骨粗鬆症と続発性骨粗鬆症に分けられる．前者は低骨量をきたす骨粗鬆症以外の疾患，または続発性骨粗鬆症の原因を認めないもので，主には加齢や閉経などによるものである．一方で，後者は糖尿病などの代謝性疾患や甲状腺機能亢進症や性腺機能低下症，副甲状腺機能亢進症などの内分泌疾患，関節リウマチなどの炎症性疾患への罹患，ステロイドなどの薬剤使用によるものなど様々であり，不動などによる筋力低下やアルコール多飲，喫煙，低体重などもリス

クとなることが知られている．これらのリスクを有する患者では，特に転倒による脆弱性骨折の発症に注意する必要がある．

生活習慣と骨粗鬆症

　普段何気なく行っている生活習慣も骨折リスクと密接に結びつくこともある．また，いわゆる生活習慣病である2型糖尿病，慢性腎臓病(chronic kidney disease；CKD)，慢性閉塞性肺疾患(chronic obstructive pulmonary disease；COPD)は骨折リスクとなることが知られている[2]．また，それ以外の生活習慣病として，肥満症，メタボリックシンドローム，脂質異常症，高血圧症，睡眠障害，サルコペニア・フレイル，認知症も骨密度とは独立した骨折危険因子とされている[2]．そこで，本項では，生活習慣と生活習慣病とに分け

*　Takeshi MIYAMOTO，〒860-8556 熊本県熊本市中央区本荘1-1-1　熊本大学生命科学研究部整形外科学講座，教授

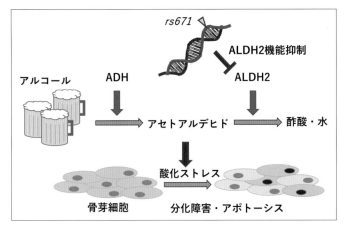

図 1.
アルコール代謝と骨代謝
飲酒で摂取されたアルコールは，ADH 酵素の活性によりアセトアルデヒドへ分解される．アセトアルデヒドは ADLH2 酵素の活性により水と酢酸に分解される．しかし ALDH2 の dominant negative タイプの SNP である rs671 の保有者では ALDH ファミリー酵素の活性が強く抑制され，アルコール摂取をしていなくてもアセトアルデヒドの蓄積を恒常的に起こす．蓄積されたアセトアルデヒドは骨芽細胞の酸化ストレスとなり，分化障害やアポトーシス誘導を起こし，骨粗鬆症や脆弱性骨折のリスクとなる．つまり，過剰なアルコール摂取や rs671 は骨粗鬆症や脆弱性骨折のリスクとなる．

て考察してみたい．

1．生活習慣と骨粗鬆症

飲酒と喫煙は骨粗鬆症発症のリスクと考えられており，実際，骨粗鬆症の予防と治療ガイドラインでも 2006 年版までは「過度のアルコール摂取」と「現在の喫煙」は骨粗鬆症のリスク因子として薬物治療の開始基準になっていた[3]．近年，エビデンスレベルに関する概念が確立するにつれ，より高いエビデンスレベルのものとして，ランダム化比較試験（randomized controlled trial；RCT）で実施されたデータや RCT で実施されるなど一定の基準を満たした複数の論文を集めて評価を行うシステマティックレビューなどが中心となってきている．その中で，飲酒や喫煙は倫理的にも無作為割り付けのスタディデザインに馴染まないため，現在ではガイドラインの収載からは外れている．しかし，これらが骨粗鬆症のリスクであることに異論はない．飲酒や喫煙がなぜ骨粗鬆症のリスクとなるのかということについては不明であったが，近年，骨粗鬆症発症のリスクにつながる発見が相次いでなされている．

1）飲酒と骨粗鬆症

まず過度のアルコール摂取についてであるが，過度のアルコール摂取とは，1 日 3 単位以上のアルコール摂取と定義されている．アルコール 3 単位とはアルコールの度数にもよるが，日本酒だと 3 合程度，ビールだと中瓶 3 本程度である．ただ，アルコール摂取はアルコールそのものがリスクとなるというよりは，アルコール代謝の過程で発生するアセトアルデヒドがリスクとなると考えられ

る．飲酒により体内に取り込まれたアルコールは alcohol dehydrogenase（ADH）という酵素の作用により，まずアセトアルデヒドに分解され，アセトアルデヒドはその分解酵素であるアセトアルデヒド脱水素酵素（Aldehyde dehydrogenase 2；ALDH2）により無害な水と酢酸に分解される（**図 1**）．日本人はこの ALDH2 の dominant negative 型（ALDH2 を含めた ALDH ファミリーの他の酵素の機能も抑制してしまう変異）の 1 塩基置換（single nucleotide polymorphism；SNP）である rs671 を保有している人の割合が欧米に比べて顕著に高く，そうした SNP を有する人はアセトアルデヒドの分解障害によりフラッシュシンドロームを生じることが知られている．フラッシュシンドロームとは少量のアルコール摂取でも顔が赤くなる現象である．つまり，rs671 の存在により，アセトアルデヒドの分解が進まず，組織や血中にアセトアルデヒド濃度が上昇するために，アルコールへの反応が大きく出ることになる．この rs671 のキャリアー（保有者）は世界の中でも日本や韓国，中国の東海岸部というように東アジアに集中している．アルコールに反応が出やすい体質の方が東アジア人に多く，一方で，アルコールを多く摂取しても反応が出にくい方が欧米などに多いことは rs671 の存在の有無で説明できる．さて，アセトアルデヒドは骨を形成する骨芽細胞の分化や機能を阻害し，またアポトーシスを誘導することで，骨粗鬆症を発症する誘引となることが明らかにされた（**図 1**）[4)5]．つまり，恒常的な過度のアルコール摂取により，その分解の過程で発生したア

セトアルデヒドが骨粗鬆症発症のリスクとなる原因となる．一方で，アセトアルデヒドはアルコール代謝の過程のみならず，通常の食事などからも日常的に少量が摂取され，上記の rs671 を有する人では必ずしもアルコールを摂取しなくても骨粗鬆症のリスクとなり得ることも明らかとなった[5]．人の rs671 を保有するマウスモデルではアルコールを一切摂取していなくても，重度の骨粗鬆症を発症していた[4]．実際，rs671 を有する人は 3 単位以上はおろか，ほとんど日常的なアルコール摂取がなくても，rs671 を保有していない人よりも 2 倍以上，大腿骨近位部骨折の発症や骨粗鬆症の罹患のリスクが高まることが明らかとなっている[5]．つまり，お酒を飲むと顔が赤くなりやすい人は，飲酒の習慣の有無にかかわらず骨粗鬆症や大腿骨近位部骨折のリスクが高いことに注意して接する必要がある．このメカニズムであるが，アルコール代謝の過程の分解産物，あるいは rs671 保有により恒常的に蓄積しているアセトアルデヒドは酸化ストレスとして骨芽細胞に作用し，上述のごとく，骨芽細胞に対して分化障害やアポトーシスなどの作用を発揮することが明らかになった（図 1）．骨芽細胞に対する酸化ストレスは，抗酸化剤の添加によって除去できる可能性がある．果たしてアセトアルデヒドによる骨芽細胞への毒性は，抗酸化剤である Trolox C の投与によってキャンセルできることが示された[5]．Trolox C はビタミン E アナログであり，ビタミン E の摂取によりアルコール摂取や rs671 保有による骨粗鬆症のリスクは低減できる可能性がある．ただ，アルコールの多量摂取による肝炎や肝硬変，大腿骨頭壊死症などの他の有害事象に対する Trolox C の効能は明らかではなく，適切な飲酒が必要である一方，rs671 保有者についてはアルコールを摂取しなくても骨粗鬆症のリスクとなるものが遺伝子治療などを実施しなくても回避できる点で福音である．Trolox C などのビタミン E アナログは脂溶性ビタミンであり，摂り過ぎによる障害は避ける必要がある．

2）喫煙と骨粗鬆症

喫煙については，摂取されるニコチンにより末梢血管の収縮が起こることや，骨折治癒にも悪影響が出ることが報告されている．また，ニコチンは副交感神経に作用することが知られているが，骨への作用のメカニズムについては明らかではなかった．近年，ニコチンは迷走神経を介して血中の receptor activator of nuclear factor kappa B ligand（RANKL）/osteoprotegerin（OPG）比を上昇させることが明らかになった[6]．RANKL は骨吸収を担う破骨細胞分化に必須のサイトカインであり，OPG がその RANKL に結合して機能をブロックする可溶型受容体である[7]．つまり RANKL/OPG 比が上昇すると，破骨細胞分化や機能が活性化され，骨吸収が亢進することが，骨粗鬆症のリスクとなることが考えられる．

アルコールは骨形成を抑制し，喫煙は骨吸収を活性化することから，飲酒と喫煙の両方を生活習慣にもつ人は，二重に骨粗鬆症のリスクを負うことになり，特に骨粗鬆症や脆弱性骨折の発生に注意が必要である．

3）女性アスリートにおける疲労骨折

運動習慣は一般に体に良いとされ，骨にとっても良い効果があることを期待する．しかし，過度の運動負荷は骨の脆弱性を惹起し，疲労骨折の原因となることも知られている．疲労骨折とは強い外力というよりは，小さな，しかし繰り返される継続的な骨へのダメージの蓄積により，あるとき骨折に至るもので，アスリートにとっては治療期間中は安静を強いられることや，パフォーマンスレベルの低下，また日常生活にも支障をきたすことがあるなど，その対策は重要である．大学体育会系運動部所属の女性部員の調査では，約半数の部員が疲労骨折を経験していた[8]．女性アスリートの疲労骨折の原因として，女性アスリートの三主徴といわれる利用可能エネルギーの低下，視床下部性月経障害，骨粗鬆症が関与すると考えられているが[9]，この大学生の女性部員の調査でも月経障害の既往があると疲労骨折のリスクが 8 倍以

上に跳ね上がることが示されている.

2. 生活習慣病と骨粗鬆症

1) 糖尿病と骨粗鬆症

2型糖尿病は代表的な生活習慣病の1つであり,糖代謝障害により発症する.終末糖化産物(advanced glycation end products;AGEs)の蓄積により,酸化ストレスや骨芽細胞の機能障害をきたすこと,また AGEs の受容体である RAGE(Receptor for AGE)を介して血管障害が誘導されることなどが知られている.また,骨密度が低下する1型糖尿病に対して2型糖尿病は骨密度が低下していないか,むしろ増加しているにもかかわらず骨の脆弱性が増大し,大腿骨近位部骨折のリスクも上昇することが報告されている.2型糖尿病では,特に骨の材質特性が影響を受け,高血糖による酸化ストレスや AGEs の蓄積により,骨密度は保たれているにもかかわらず,材質劣化型の骨粗鬆症を呈すると考えられている.骨強度は骨密度がその70%を,残りの30%を骨質が規定しているとされており,骨質は骨の構造特性と材質特性などにより規定される.骨密度が保たれているため,骨密度測定などで発見されにくく,一方で骨質については現時点で骨粗鬆症の投薬開始基準がなく,骨折の発生には十分に注意が必要となる.

2) COPD と骨粗鬆症

長期間のタバコ煙を主体とする有害物質の吸入曝露による肺の慢性的な炎症は COPD の誘引となり,治療のために使用するステロイドや,酸素吸入などによる不動状態の持続が,さらなる骨粗鬆症のリスクとなる.COPD の罹患患者では骨密度低下に基づく骨粗鬆症の診断基準で診断された患者割合より,骨折患者の割合のほうが高いことが報告されており,骨質劣化型の骨粗鬆症も合併していることが示唆されている.実際,COPD 患者では皮質骨の多孔化など,構造特性の劣化が報告されているが,酸化ストレスなどによる材質特性への影響も併存していると考えられる.

3) CKD と骨粗鬆症

CKD は早期でも骨折リスクが増大するが,

eGFR<60 ml/分/1.73 m^{2}では大腿骨近位部骨折の既往率が増大することが報告されている.CKDステージ3以降では二次性副甲状腺機能亢進症を発症し,骨折リスクが増大すること,酸化ストレスにより材質劣化型の骨粗鬆症も合併するとされている.CKD 患者では骨密度低下でも脆弱性骨折の発生を予測し得るが,骨折リスクは骨密度低下から予測されるものより過大であることからも,転倒リスクの増大や材質劣化の関与が示唆されている.実際,CKD ではサルコペニアの罹患率が高いとされている.

糖尿病や COPD,CKD では原発性骨粗鬆症の診断基準を満たさなくても,骨折リスクが高いと判断される場合には保険診療に留意しながら薬物治療を開始することが試案として示されている[2].骨折リスクが高いと判断されるのは,糖尿病の場合は罹病期間 10 年以上,HbA$_{1C}$ 7.5%以上,インスリン使用,閉経後女性チアゾリジン使用,喫煙,重症低血糖が危惧される薬剤使用,転倒リスクが高い,COPD では病期は問わない,CKD では eGFR 60 ml/分/1.73 m^{2}未満とされている.

4) ロコモティブシンドロームと二次骨折

ロコモティブシンドローム(運動器症候群)とは日本整形外科学会が提唱している概念で,骨や関節,筋肉など運動器の衰えが原因で,「立つ」「歩く」といった機能(移動機能)が低下している状態のことで,特に転倒により発症する脆弱性骨折のリスクとなることが考えられる.逆に,特に大腿骨近位部骨折の発症によってロコモティブシンドロームを発症することも多く,二次骨折発生の大きな要因となっていると考えられる.もともと歩容が悪く,転倒により骨折を起こしたとも考えられるが,骨折によりさらにそれが悪化する悪循環にも陥る.実際,大腿骨近位部骨折発症後1年以内に反対側の骨折を起こすことが多いことが報告されている[10].大腿骨近位部骨折の観血的治療は超急性期病院で実施されることが多く,DPC 診療の過程で後方病院に転院する際に骨粗鬆症治療が

実施されないまま，二次骨折を起こすことにつながることも指摘されている．骨折後は適切な薬物治療と転倒予防のための運動療法が必要と考えられる．

まとめ

生活習慣は様々な形で骨の健康に影響する．アルコール多飲あるいは日常的な飲酒習慣はなくとも rs671 の保有者，喫煙者，糖尿病患者は骨粗鬆症の診断歴がなくとも続発性骨粗鬆症のリスクがあるつもりで接する必要がある．また，ロコモティブシンドロームや脆弱性骨折歴を有する患者は特に転倒による骨折発症に注意する必要がある．

文　献

1) 骨粗鬆症の予防と治療ガイドライン作成委員会（編）：骨粗鬆症の予防と治療ガイドライン 2015年版，ライフサイエンス出版，2015.
   Summary 骨粗鬆症の現行の最新版のガイドラインで，必読の文献.

2) 日本骨粗鬆症学会 生活習慣病における骨折リスク評価委員会（編）：生活習慣病骨折リスクに関する診療ガイド 2019 年版，ライフサイエンス出版，2019.
   Summary 生活習慣が骨の脆弱性や骨代謝に及ぼす影響について紹介したもので，この分野においては必読書である.

3) 骨粗鬆症の予防と治療ガイドライン作成委員会（編）：骨粗鬆症の予防と治療ガイドライン 2006年版，ライフサイエンス出版，2006.

4) Hoshi H, et al：Aldehyde-stress resulting from Aldh2 mutation promotes osteoporosis due to impaired osteoblastogenesis. *J Bone Miner Res*, **27**：2015-2023, 2012.
   Summary ALDH2 の dominant negative 変異により蓄積するアセトアルデヒドにより，骨芽細胞の機能不全から骨粗鬆症が発症することを初めて明らかにした.

5) Takeshima K, et al：A missense single nucleotide polymorphism in the ALDH2 gene, rs671, is associated with hip fracture. *Sci Rep*, **7**：428, 2017.
   Summary ALDH2 の dominant negative 変異である rs671 のキャリアーは飲酒の習慣がなくても骨粗鬆症と大腿骨近位部骨折のリスクが2倍以上高くなることを初めて明らかにした.

6) Mito K, et al：The nicotinic acetylcholine receptor α7 subunit is an essential negative regulator of bone mass. *Sci Rep*, **7**：45597. 2017.
   Summary ニコチン受容体シグナルが骨吸収を担う破骨細胞分化に必須の RANKL/OPG 比を決定することを初めて明らかにした.

7) Yasuda H, et al：Osteoclast Differentiation Factor Is a Ligand for osteoprotegerin/osteoclastogenesis-inhibitory Factor and Is Identical to TRANCE/RANKL. *Proc Natl Acad Sci USA*, **95**：3597-3602, 1998.
   Summary RANKL が破骨細胞分化に必須のサイトカインであることを初めて明らかにした画期的な論文.

8) Miyamoto T, et al：Elevated Creatine Kinase and Lactic Acid Dehydrogenase and Decreased Osteocalcin and Uncarboxylated Osteocalcin are Associated with Bone Stress Injuries in Young Female Athletes. *Sci Rep*, **8**：18019, 2018.
   Summary 月経障害が女性アスリートの疲労骨折のリスクとなることを明らかにした.

9) De Souza MJ, et al：Female Athlete Triad Coalition Consensus Statement on Treatment and Return to Play of the Female Athlete Triad：1st International Conference held in San Francisco, California, May 2012 and 2nd International Conference held in Indianapolis, Indiana, May 2013. *Br J Sports Med*, **48**：289, 2014.
   Summary 女性アスリートの三主徴を紹介.

10) Nymark T, et al：Short Time-Frame From First to Second Hip Fracture in the Funen County Hip Fracture Study. *Osteoporos Int*, **17**：1353-1357, 2006.
    Summary 大腿骨近位部骨折の二次骨折のほとんどが1年以内に発生することを示した論文.

MB Med Reha **No.255**：20-26, 2020

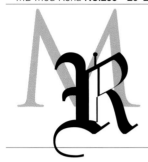

特集／併存疾患をもつ高齢者の骨折のリハビリテーションのコツ

高齢慢性腎臓病患者における 骨折予防・リハビリテーション治療

髙野早也香[*1]　風間順一郎[*2]

　Abstract　慢性腎臓病（CKD）患者では骨折リスクの上昇が示されており，骨折関連死のリスクが高いことも示されている．高齢化に伴いCKD患者は増加しており，CKD患者における骨折予防は患者の生命予後改善・ADL維持のため重要である．CKD患者における骨折の多くは脆弱性骨折であり，特に大腿骨近位部骨折のリスクは有意に高いことが多くの文献で示されている．骨折予防にはCKDに伴う骨ミネラル代謝異常（CKD-MBD）管理，骨粗鬆症への介入，転倒予防など多方面からのアプローチが必要になる．CKD患者の骨折加療に関して特別な治療は存在しないが，腎機能正常者と比較して骨癒合遅延・創傷治癒遅延をきたしやすく，治療が長期化することがある．以前は腎機能障害がある場合は身体活動制限が望ましいとされていたが，現在では積極的にリハビリテーション治療を行うことが推奨されている．患者の状態に合わせてリハビリテーション治療を行うことが重要であると考えられる．

　Key words　慢性腎臓病（CKD），慢性腎臓病に伴う骨ミネラル代謝異常（CKD-MBD），骨粗鬆症（osteoporosis），脆弱性骨折（fragility fracture）

はじめに

　透析患者を含めた末期腎不全患者のみならず，慢性腎臓病（CKD）患者においては早期段階から骨折リスクの上昇が認められることが示されており[1]，進行したCKD患者では骨折関連死のリスクが上昇することも報告されている[2]．年齢・性別，骨密度などとともにCKDは骨折の独立したリスク因子と考えられており[3,4]，CKD患者における骨折予防は患者のADLを維持するだけでなく，骨折関連死を減少させる点からも重要である．

　また，高齢化に伴いCKD罹患率も年々増加しており，本稿では高齢CKD患者における骨折予防・リハビリテーション治療に関して紹介する．

CKDと骨折リスク

　前述の通り，複数の疫学研究でCKD患者において早期段階から骨折リスクの上昇が示されている．骨粗鬆症患者において女性では60%，男性では45%に軽度～中等度の腎機能障害を認めたとする報告もあり[5]，CKD患者に生じる骨折の多くは脆弱性骨折と考えられている．代表的な脆弱性骨折である椎体骨折，橈骨遠位端骨折に関しては一定した傾向は示されていないが[5,6]，大腿骨近位部骨折では多くの報告で骨折リスクの上昇が示されている[3,5)~10]．

　末期腎不全患者では大腿骨近位部骨折の頻度は腎機能正常者と比較して4.4～14倍とされており，eGFR（推算糸球体濾過量）60～65 ml/min程度の軽度腎機能障害を認める患者においても大腿

[*1] Sayaka TAKANO，〒960-1295　福島県福島市光が丘1　公立大学法人福島県立医科大学附属病院腎臓高血圧内科，助手
[*2] Junichiro KAZAMA，同，教授

骨近位部骨折のリスクは1.5～2倍程度とされている．血清クレアチニンによるeGFRのみならず，除脂肪体重が少ない高齢者の腎機能をより正確に反映すると考えられるシスタチンCも大腿骨近位部骨折のリスク上昇と関連することも報告されており，特に女性ではシスタチンCが1SD上昇するごとに大腿骨近位部骨折のリスクが16％上昇したと報告されている[7]．また，75歳以上の高齢者において，腎機能が低下するほど大腿骨近位部骨折関連死のリスクが上昇することが示されており，eGFR 60 ml/min以上の高齢者と比較しeGFR 45 ml/min以下の高齢者では約2倍関連死のリスクが高いと報告されている[8]．

CKDにおいて骨折リスクが上昇する原因としては，続発性副甲状腺機能亢進症，ビタミンD欠乏，栄養障害など複数の要因が関与すると考えられているが，そのメカニズムに関しては明確に示されてはいない．CKDによる骨強度の低下は腎機能障害の程度と相関するとされているが，骨強度低下はCKDに伴う骨ミネラル代謝異常（CKD-MBD）の是正だけでは改善に乏しいことが示されており，尿毒症物質などが骨質に何らかの影響を与える可能性も考えられている[4)11]．CKD患者では身体活動性が低下している患者が多いことや，糖尿病などの合併症を伴う患者が多いことも骨折リスク増大の一因と考えられている．

また，CKD患者の骨折リスク上昇に関しては，CKD患者における転倒リスク上昇も関与すると考えられている．一般的に高齢者は年間0.6～0.8回転倒するとされているが，65歳以上の血液透析患者は年間平均2.78回転倒すると報告され，転倒による直接死亡率が高いことも示されている[12]．透析導入前の保存期CKD患者においても転倒リスクの上昇は示されており，転倒関連受傷も増加すると報告されている[13]．

CKD患者における骨折リスクの評価

骨強度は骨量と骨質によって規定されるが，骨質の評価法が確立されていない今日，一般的に骨折リスクの評価には骨量，すなわちDEXA法による骨密度測定（BMD）が用いられる．原発性骨粗鬆症の診断基準もこの考え方のうえに成り立っている．CKD患者においてもBMDが骨強度に大きなインパクトを示すことは確かであるが，しかし腎機能正常者と比較してDEXA法によるBMDの骨折リスク評価における有用性が同等のレベルに達しているかどうかは明らかではない．保存期CKD患者では骨折した患者のほうがDEXA法によるBMDが低いとされているが[14)～16]，血液透析患者においてはBMDが骨折リスクと関連した部位は腰椎，橈骨のみであり，大腿骨頸部では関連しなかったとする報告もある[17]．一方で，日本の血液透析患者の報告ではintact PTHの中央値が204 pg/ml未満の場合にはtotal hipのBMDが骨折予測に有用であるとされており[18]，一定の見解は得られていない．

DEXA法によるBMDの有用性が特に透析患者において明確に示されていない理由としては，DEXA法では部分的な骨硬化，動脈石灰化などを含む骨外の石灰化をBMDの上昇として捉えてしまう点や，DEXA法では海綿骨と皮質骨を区別できない点などが原因として考えられる．また，CKDにおける骨脆弱性には骨密度だけではなく骨質の劣化も大きく関与するとされていることから，骨密度のみでは正確に骨折リスクを評価できないかもしれない．近年では，骨質のうち構造特性を3次元的に評価することが可能なTrabecular Bone Score（TBS）[19]，Hip Structure Analysis（HSA），外力が作用した際の反応を算出して骨構造の破壊や変形を推測する有限要素解析などによる評価も行われている．現時点ではCKD患者におけるこれらの評価法に関するデータはほとんどないが，今後の検討が期待される．

その他の骨折リスク評価法として，2008年WHOにより開発されたFRAX（Fracture Risk Assessment Tool）が存在する．FRAXは10年以内の脆弱性骨折のリスクを評価するツールであり，年齢・性別やその他骨折のリスク因子（骨折の

表 1. CKD-MBD の管理指標

項　目	管理指標
血清カルシウム	8.4〜10.0 mg/dl
血清リン	3.5〜6.0 mg/dl
intact PTH	60〜240 pg/ml

（文献 22 より抜粋）

既往，家族歴など），DEXA 法による大腿骨頚部の BMD から導き出されるが，FRAX の評価項目には腎機能は含まれていない．CKD 患者においても FRAX により骨折リスクを予測することができたとする報告もあるが，DEXA 法による BMD 単独と比較して FRAX の有用性を証明できなかったとする報告もあり，一定の見解は得られていない[20)21)]．CKD に特化してカスタマイズされた FRAX も開発中であると聞く．また，FRAX では転倒リスクは考慮されていないため，転倒リスクが高いとされている CKD 患者においては，FRAX のみでは実際の骨折リスクを低く見積もる可能性があることにも留意する必要がある．

高齢者 CKD 患者における骨折予防

高齢者の骨折は患者の ADL 低下，さらには死亡率も上昇させることが示されているが，CKD 患者では腎機能正常者と比較しさらに骨折リスクの増加，骨折関連死亡率の上昇が示されている．骨折をきたす前に予防策を講じることは重要であると考えられ，CKD-MBD の管理や骨粗鬆症への介入だけでなく，転倒予防など周辺環境の整備など多方面への配慮が必要になる．

1．CKD-MBD 管理

CKD-MBD とは CKD に伴う全身性のミネラル代謝障害を病因とする諸症状を示す病態生理概念である．CKD-MBD は，① 血清カルシウム・リン・PTH・ビタミン D 代謝の異常，② 骨回転・骨石灰化・骨量・骨成長・骨強度の異常，③ 血管・軟部組織の異所性石灰化の 3 項目からなるとされるが，病態生理概念である以上 1 つひとつの症状に大きな意味はなく，実際にこれらは拡大して解釈されることも多い．CKD-MBD 関連の骨病

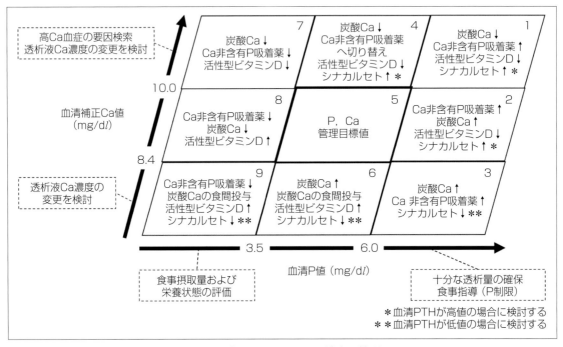

図 1．血清カルシウム，リン濃度の管理

（文献 22 より抜粋）

表 2. CKD 患者への骨粗鬆症治療薬に関する注意

薬　物		保存期腎不全		透析 (CKD-5D)
		eGFR≧35 mℓ/min	eGFR<35 mℓ/min	
L-アスパラギン酸カルシウム		使用回避	使用回避	慎重投与 (要カルシウム濃度チェック)
アルファカルシドール，カルシトリオール		病態に応じ使用量を変更		
エルデカルシトール		血清カルシウム濃度上昇に特に注意		
SERM(ラロキシフェン，バゼドキシフェン)		慎重投与		
ビスホスホネート製剤	アレンドロネート	慎重投与	使用回避	慎重投与 (eGFR<35 は使用回避)
	リセドロネート	慎重投与	慎重投与 (eGFR<30 は使用回避)	使用回避
	ミノドロン酸	慎重投与		
	エチドロネート	使用回避		
	イバンドロネート	慎重投与		
エルカトニン		通常投与量可能		
デノスマブ		慎重投与(重度の腎障害患者は低カルシウム血症を起こす恐れが強い)		
副甲状腺ホルモン薬		慎重投与		

(文献 27 より抜粋)

変として線維性骨炎，無形成骨症，骨軟化症，混合型などがあるが，いずれも骨強度との関連は明確に証明されていない．ただし，経験上，重篤な骨軟化症や嚢胞性線維性骨炎はおそらく骨脆弱性を伴うと推定されている．

CKD-MBD に関しては各ガイドラインで血清カルシウム・リン濃度，PTH の管理指標が示されており，保存期 CKD 患者や透析患者では食事管理，リン吸着薬やビタミン D 製剤，カルシウム受容体作動薬などの薬剤により適正範囲内に管理するよう推奨されている(**表1，図1**)[22]．

CKD-MBD に対するこれらの管理指標は血管石灰化による心血管イベント抑制，生命予後改善効果に主眼が置かれているが，骨折リスクの低下に関しての明確なエビデンスは存在しない．血清カルシウム・リン濃度に関しては骨折リスクとは関連しないとする報告が多いが，生命予後を基にした至適値と骨強度の観点からの至適値にはおそらく乖離がある．PTH に関しては，血液透析患者において PTH 高値で骨折リスクの増大が認められたとする報告があるが，骨折リスクと関連しないとする報告もあり一定の見解は得られていない[23)〜25]．CKD-MBD の管理指標に基づいてコントロールされている場合にも，6 割程度の血液透析患者では骨生検の結果，低回転骨であったとする報告もある[26]．

生命予後を改善する観点から，適切に CKD-MBD 管理を行うことは好ましいと考えられる．しかし，CKD-MBD 管理が骨折予防に有用であるかどうかは不明である．また，高齢 CKD 患者においては低栄養患者も多く，CKD-MBD 管理を行う際には食事制限の適応に関しては食事摂取や栄養状態をみながら慎重に検討する必要がある．

2．骨粗鬆症

骨粗鬆症とは本来骨の物理的強度が減少して骨折のリスクが増しているとされる臨床的概念であるが，骨強度をベッドサイドで評価することはできないので，WHO の基準に従って便宜的に重度の骨減少症を骨粗鬆症と呼称することが多い．本稿でも T-Score<−2.5 SD を骨粗鬆症であるとして以下の記述を進める．CKD 患者の骨粗鬆症に対しても骨粗鬆症治療薬の使用が検討されるが，腎機能障害の程度によっては使用できない薬剤もあり，薬剤投与量を調整する必要がある薬剤も存在するため注意が必要である(**表2**)[27]．

ビスホスホネート製剤は破骨細胞による骨吸収を抑制し骨粗鬆症治療薬として広く用いられているが，腎排泄であり腎機能低下時の安全性が保証

されていない．アレンドロネート，リセドロネートはeGFR 35 ml/min未満では使用を避け，ミノドロン酸は透析患者を含めて腎機能障害者には慎重投与とされている．しかし，何をどのように気を付けて投与すると慎重投与になるかは誰も説明していない．活性型ビタミンD製剤は血清カルシウム・リン濃度を上昇させ，動脈などに異所性石灰化を促進し得るため，血清濃度に注意する必要がある．エルデカルシトールは特に血清カルシウム・リン濃度上昇作用が強く，慎重投与とされている．エルデカルシトールはしばしば高カルシウム血症を誘発するが，これが臨床的に明らかな高カルシウム血症に至る場合はほとんどがCKD stage Ⅱb以降であることは覚えておきたい．副甲状腺ホルモンであるテリパラチドは骨形成を促進するが，続発性副甲状腺機能亢進症をきたしている状態では慎重に経過を観察する必要があり，血液透析患者では血管拡張作用による血圧低下も報告されているため慎重投与とされている．抗RANKL抗体であるデノスマブは骨吸収を強力に抑制するが，腎機能低下患者では特に低カルシウム血症をきたしやすく，使用する際には活性型ビタミンD投与などにより血清カルシウム濃度を上昇させておく必要がある．選択的エストロゲン受容体調整薬（SERM）は閉経後女性においてPTH感受性を低下させ骨吸収を抑制するが，腎機能正常者と同様に心血管イベントを増加させる可能性があるため注意する．抗スクレロスチン抗体ロモソズマブのCKD患者への有用性・安全性は未だに確認されていない．

骨粗鬆症治療薬を使用する際にはそれぞれの薬剤の投与量や副作用に注意し，慎重に経過観察する．なお，これら骨粗鬆症治療薬はすべて治験段階では重度CKD患者を対象から除外しているため，その効果も安全性も証明はされていないことを銘記すべきである．特に骨質劣化が著しいCKD患者を対象とする場合，たとえ骨量を増加させることに成功しても十分な骨折予防効果に至るかどうかは定かでない．保険診療が認められている薬物（これはその薬剤の血中濃度が腎機能に左右されないというだけの話である）であっても，治療ではなくトライアルをしているのだ，という覚悟で処方に臨む必要がある．

3．転倒予防

転倒予防としては手すりやスロープなどの周辺環境の整備だけではなく，合併症管理や内服調整なども重要と考えられる．糖尿病合併CKD患者では糖尿病罹患歴が長いほど転倒しやすいという報告もあり，低血糖や自律神経障害による起立性低血圧などが易転倒性に関与すると考えられる．また，高齢CKD患者は多剤内服をしていることが多く，ポリファーマシー自体が転倒リスクの一因になっていることも考えられる．血糖関連薬や降圧薬だけでなく，その他内服薬の調整も転倒予防に重要である．特に血液透析患者においては，透析低血圧により透析後に転倒する可能性があり，透析時のドライウェイト設定や除水速度の適正化も重要である．

CKD患者では腎機能正常者と比較して有意にサルコペニア・フレイルの有病率が高いとされており，特に高齢者においてその傾向は顕著である[28]．腎機能低下が進行するほどサルコペニア・フレイルの頻度が増加すると報告されている[29]~[31]．サルコペニア・フレイルにより骨折リスクが上昇するだけでなく，骨折自体がサルコペニア・フレイルを進行させる原因となり，それぞれ相互に関与し合っている．CKD患者に関してフレイル・サルコペニアに対する有用な介入法は明らかではないが，一般高齢者で運動・栄養療法などによりフレイル・サルコペニアを予防できたとする報告もあり[32][33]，CKD患者においても転倒予防としてサルコペニア・フレイルへの積極的な介入を行うことは重要であると考えられる．実際に高齢CKD患者において運動習慣がある場合には転倒リスクが低下するという報告もあり，無理のない範囲で運動，筋力強化を継続することは転倒予防に有用であると考えられる．一方，非CKDの高齢者にフレイル・サルコペニア予防のために

推奨されることが多い良質なタンパク質の摂取を，CKD 患者においても推奨すべきであるかどうかは未だにコンセンサスがない．タンパク質の摂取は糸球体過濾過を誘発するとされ，このため特に保存期 CKD では制限することが好ましいという論調が主流である．しかし，少数派ではあるが，RAS 阻害薬や SGLT2 阻害薬を投与することでこのリスクが回避できれば，むしろ積極的に摂取すべきなのではないかとする意見もある．

CKD 患者の骨折治療に関する注意点

高齢 CKD 患者の骨折に対する治療法として特別な治療は存在せず，一般的な高齢者と同様の骨折加療が行われるが，腎機能正常者と比較して骨癒合・創部治癒の遅延を認めやすい点には留意する必要がある．特に手術加療を行う場合には易感染性，易出血性などにも注意が必要であり，血液透析患者では透析スケジュールにも留意して手術予定を調整する必要がある．また，血液透析患者においては，シャント肢の上腕骨骨折・橈骨遠位端骨折ではシャント閉塞などのシャントトラブルが発生する可能性があり，対応できる体制を整えておくことも重要である．

CKD 患者におけるリハビリテーション治療

以前は腎機能障害をもつ患者の身体活動は制限すべきとする意見が多かったが，近年では個々の患者の状態に合わせて積極的にリハビリテーション治療が勧められている．CKD 患者における具体的なリハビリテーション治療の位置付けは明確に定まっていないが，骨折後の三次予防としても，骨折加療後も合併症，骨折前の ADL や患者自身の到達目標を確認しながら術後のリハビリテーション治療を進めていくことが肝要であると考えられる．日本腎臓リハビリテーション学会はガイドライン[34)]を設定して CKD 患者の運動療法を勧奨している．ただし，今日の腎臓リハビリテーション治療は腎機能の維持とサルコペニア予防を主目的としており，バランス機能の保持を介した転倒予防に対しては未だに有効な対応策を見出せていない．

文　献

1) Goto NA, et al：The association between chronic kidney disease, falls, and fractures：a systematic review and meta-analysis. *Osteoporos Int*, **31**：13-29, 2020.
　Summary CKD と転倒・骨折との関連に関する最新の systematic review．CKD が進行するほど骨折リスクは上昇することが示されている．

2) Tentori F, et al：High rates of death and hospitalization follow bonefracture among hemodialysis patients. *Kidney Int*, **85**：166-173, 2014.
　Summary 日本を含む 12 か国での血液透析患者における骨折関連死・入院リスクの検討．いずれの国でも透析患者でリスク上昇がみられる．

3) Wakasugi M, et al：Increased Risk of Hip Fracture Among Japanese Hemodialysis Patients. *J Bone Miner Metab*, **31**：315-321, 2013.
　Summary 日本の血液透析患者における大腿骨近位部骨折リスクの検討．男女ともにリスクは上昇し，糖尿病患者でより顕著であった．

4) Kazama JJ, et al：Uremic Osteoporosis. *Kidney Int Suppl*, **3**：446-450, 2013.

5) Dukas L, et al：In Elderly Men and Women Treated for Osteoporosis a Low Creatinine Clearance of<65 ml/min Is a Risk Factor for Falls and Fractures. *Osteoporos Int*, **16**(12)：1683-1690, 2005.

6) Ensrud KE, et al：Renal Function and Risk of Hip and Vertebral Fractures in Older Women. *Arch Intern Med*, **167**(2)：133-139, 2007.

7) Fried LF, et al：Association of Kidney Function With Incident Hip Fracture in Older Adults. *J Am Soc Nephrol*, **18**(1)：282-286, 2007.

8) Nitsch D, et al：Chronic Kidney Disease and Hip Fracture-Related Mortality in Older People in the UK. *Nephrol Dial Transplant*, **24**(5)：1539-1544, 2009.

9) Robertson L, et al：Hip fracture incidence and mortality in chronic kidney disease：the GLOMMS-Ⅱ record linkage cohort study. *BMJ Open*, **8**(4)：e020312, 2018.

10) Nickolas TL, et al：Relationship Between Moder-

ate to Severe Kidney Disease and Hip Fracture in the United States. *J Am Soc Nephrol*, **17**(11): 3223-3232, 2006.

11) Kazama JJ, et al: Chronic Kidney Disease and Bone Metabolism. *J Bone Miner Metab*, **33**(3): 245-252, 2015.

12) Cook WL, et al: Falls and Fall-Related Injuries in Older Dialysis Patients. *Clin J Am Soc Nephrol*, **1**(6): 1197-1204, 2006.

13) Abdel-Rahman EM, et al: Falls in elderly hemodialysis patients. *QJM*, **104**(10): 829-838, 2011.

14) Bucur RC, et al: Low Bone Mineral Density and Fractures in Stages 3-5 CKD: An Updated Systematic Review and Meta-Analysis. *Osteoporos Int*, **26**(2): 449-458, 2015.

15) West SL, et al: Bone Mineral Density Predicts Fractures in Chronic Kidney Disease. *J Bone Miner Res*, **30**(5): 913-919, 2015.

16) Yenchek RH, et al: Bone Mineral Density and Fracture Risk in Older Individuals With CKD. *Clin J Am Soc Nephrol*, **7**(7): 1130-1136, 2012.

17) Jamal SA, et al: Low Bone Mineral Density and Fractures in Long-Term Hemodialysis Patients: A Meta-Analysis. *Am J Kidney Dis*, **49**(5): 674-681, 2007.

18) Iimori S, et al: Diagnostic Usefulness of Bone Mineral Density and Biochemical Markers of Bone Turnover in Predicting Fracture in CKD Stage 5D Patients--A Single-Center Cohort Study. *Nephrol Dial Transplant*, **27**(1): 345-351, 2012.

19) Martineau P, Leslie WD: Trabecular Bone Score (TBS): Method and Applications. *Bone*, **104**: 66-72, 2017.

20) Naylor KL, et al: Comparison of Fracture Risk Prediction Among Individuals With Reduced and Normal Kidney Function. *Clin J Am Soc Nephrol*, **10**(4): 646-653, 2015.

21) Jamal SA, et al: The Clinical Utility of FRAX to Discriminate Fracture Status in Men and Women With Chronic Kidney Disease. *Osteoporos Int*, **25**(1): 71-76, 2014.

22) 日本透析医学会: 慢性腎臓病に伴う骨・ミネラル代謝異常の診療ガイドライン, 透析会誌, **45**(4): 301-356, 2012.

23) Jadoul M, et al: Incidence and Risk Factors for Hip or Other Bone Fractures Among Hemodialysis Patients in the Dialysis Outcomes and Practice Patterns Study. *Kidney Int*, **70**(7): 1358-1366, 2006.

24) Danese MD, et al: PTH and the Risks for Hip, Vertebral, and Pelvic Fractures Among Patients on Dialysis. *Am J Kidney Dis*, **47**(1): 149-156, 2006.

25) Stehman-Breen CO, et al: Risk Factors for Hip Fracture Among Patients With End-Stage Renal Disease. *Kidney Int*, **58**(5): 2200-2205, 2000.

26) Ferreira A, et al: Effects of Sevelamer Hydrochloride and Calcium Carbonate on Renal Osteodystrophy in Hemodialysis Patients. *J Am Soc Nephrol*, **19**(2): 405-412, 2008.

27) 日本骨粗鬆症学会(編): 骨粗鬆症の予防と治療ガイドライン2015年版, ライフサイエンス出版, 2015.

28) WHO Study Group: Assessment of Fracture Risk and Its Application to Screening for Postmenopausal Osteoporosis. Report of a WHO Study Group. *World Health Organ Tech Rep Ser*, **843**: 1-129, 1994.

29) Shlipak MG, et al: The Presence of Frailty in Elderly Persons With Chronic Renal Insufficiency. *Am J Kidney Dis*, **43**: 861-867, 2004.

30) Ballew SH, et al: Frailty, Kidney Function, and Polypharmacy: The Atherosclerosis Risk in Communities(ARIC)Study. *Am J Kidney Dis*, **69**: 228-236, 2017.

31) de Souza VA, et al: Sarcopenia in patients with chronic kidney disease not yet on dialysis: Analysis of the prevalence and associated factors. *PLoS One*, **12**(4): e0176230, 2017.

32) Peterson MJ, et al: Physical Activity as a Preventative Factor for Frailty: The Health, Aging, and Body Composition Study. *J Gerontol A Biol Sci Med Sci*, **64**: 61-68, 2009.

33) Walston J, et al: Frailty Screening and Interventions: Considerations for Clinical Practice. *Clin Geriatr Med*, **34**(1): 25-38, 2018.

34) 日本腎臓リハビリテーション学会(編): 腎臓リハビリテーションガイドライン, 南江堂, 2018.

MB Med Reha **No.255**：27-33, 2020

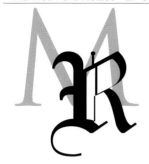

麻痺性疾患と骨折

猪飼哲夫*1　上北純子*2　山下愛茜*3
土居　浩*4　橋本節男*5

Abstract　麻痺性疾患では麻痺と廃用により骨粗鬆化が生じ，容易に骨折をきたす．脊髄損傷患者では下肢に，特に大腿骨顆上部骨折が多い．早期に外科的治療を行うことが，臥床期間を短縮し ADL 低下を防ぐ．予防には，荷重負荷や骨への振動刺激，抗スクレロスチン抗体の投与が有効である．脳性麻痺患者では骨粗鬆症，抗痙攣剤の投与，低栄養，拘縮などで骨折を起こしやすい．骨折は下肢，特に膝周囲が多い．可能ならば外科的治療を選択する．脳卒中患者では，麻痺側の骨粗鬆化が強く，転倒により骨折は麻痺側に多く発生する．特に大腿骨頚部骨折が問題となる．予防には，ビスホスホネート製剤などの骨粗鬆症薬の投与，荷重負荷や早期からのリハビリテーション治療，歩行訓練，転倒予防対策が必要である．

Key words　脊髄損傷(spinal cord injury)，脳性麻痺(cerebral palsy)，脳卒中(stroke)，骨粗鬆症(osteoporosis)，骨折(fracture)

はじめに

　麻痺性疾患では，骨粗鬆化が生じ，骨折をきたしやすい．骨粗鬆症は麻痺と廃用により惹起される．リハビリテーション医療で対象となることが多い脊髄損傷(頚髄損傷を含む)，脳性麻痺，脳卒中(片麻痺)患者について，骨折の特徴，原因，治療法，予防などについて概説する．

脊髄損傷患者の骨折

　脊髄損傷患者の長管骨は麻痺による要因と，動かないでいる廃用による要因で骨粗鬆症化が生じ，骨折をきたしやすくなる[1)2)]．骨折はベッドや車椅子からの移乗時や，ベッド上での体位変換時，見えない物体との衝突により生じることが多い[1)3)4)]．疼痛がなく，受傷機転が明らかでないことも多い．慢性期脊損患者の骨折は大腿骨顆上部が最も多い[5)]．骨折の多くは車椅子乗車中に発生し，膝周囲が外力に対して最初に接触する部位となる[6)]．

　脊髄損傷患者の大腿骨近位部の骨密度は低く，経過とともに減少する[2)7)8)]．受傷からの期間と骨密度の減少の程度に正の相関が認められた[9)]．対麻痺患者の骨密度は腰椎では維持されていた[7)]．対麻痺患者では上肢と下肢の骨密度に有意差を認めたが，四肢麻痺患者では上肢と下肢の骨密度に差を認めなかった．また，上肢の骨密度は対麻痺と四肢麻痺患者で有意差を認めたが，下肢の骨密

*1　Testuo IKAI，〒 144-0051 東京都大田区西蒲田 4-22-1　牧田総合病院蒲田分院リハビリテーション科，院長
*2　Junko UEKITA，同科
*3　Akane YAMASHITA，同科
*4　Hiroshi DOI，同病院脳外科
*5　Setsuo HASHIMOTO，同病院整形外科

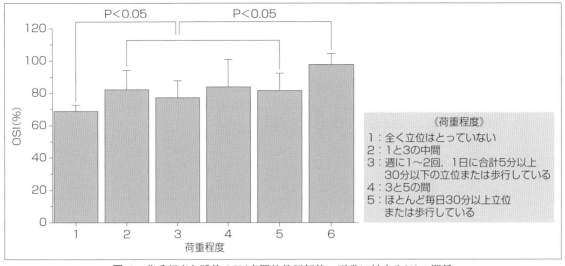

図 1. 荷重頻度と踵骨 OSI（音響的骨評価値，正常に対する％）の関係

（文献 16 より引用）

度は 2 群間で差はなかった[9]．痙性のある患者で
は骨密度の低下は少なかった[9]が，痙縮は骨密度
に有意な影響を示さなかったとする報告[8]も存在
する．

　対麻痺ラットの研究で，骨強度は大腿骨遠位部
と脛骨近位端が最も低かった[10)11)]．慢性期脊髄損
傷患者では，膝周囲の骨密度と骨形状の低下が認
められた[12]．このことも膝周囲の脆弱性骨折（大
腿骨顆上骨折）が多発する原因と考えられる．

　脊髄損傷患者の骨折の骨癒合は良好である．治
療過程における問題は，褥瘡と拘縮の発生，尿路
感染などである[13]．強固な観血的整復固定によ
り，早期離床をはかり，ADL の低下を予防するこ
とが大切である[13)14)]．

　脊髄損傷患者において早期からの荷重負荷をか
けた群では，長管骨の骨密度低下が少なかっ
た[15]．対麻痺患者で立位をとらせた群は，大腿骨
骨幹部の骨密度の低下を抑制できたが，大腿骨近
位部の骨密度の低下に影響はなかった．腰椎骨密
度は立位群で高値であった．受動的で機械的な荷
重負荷は対麻痺患者における骨密度の保持に良い
影響をもたらす[7]．超音波による踵骨の音響的骨
評価値（OSI）を用いた検査で，荷重負荷頻度が高
い脊髄損傷の患者群では，踵骨の骨萎縮をある程
度防止する効果が認められた（**図 1**）[16]．

　脊髄損傷患者に 6 か月間の機能的電気刺激を伴

うサイクリング訓練を施行したところ，大腿骨遠
位部，脛骨近位部，踵骨の骨密度の増加が認めら
れたが，訓練を中止すると有意に減少した．大腿
骨頚部の骨密度は訓練期間中も低下した[17]．

　脊髄損傷に伴う骨粗鬆症の予防に，抗スクレロ
スチン抗体の投与，電気刺激や機能的電気刺激を
用いた機械的荷重負荷，振動療法による機械的刺
激が有効かもしれない[18]．

脳性麻痺児（者）の骨折

　脳性麻痺児は骨密度が低下して，易骨折性が認
められる[19)～21)]．脳性麻痺児は麻痺と廃用による骨
粗鬆症，抗痙攣剤による Ca やビタミン D の代謝
異常，低栄養，関節拘縮などの原因で骨折を惹起
することが多い[22]．平元による重症児の骨折発生
の病態を**図 2**に示す[23]．

　脳性麻痺児の骨密度は，骨盤と下肢に有意な低
下が認められ，その中でも粗大運動機能が低い四
つ這い群，寝返り群，寝たきり群は，立位や歩行
可能群（対照群）に比べて骨密度の低下は大きかっ
た（**図 3**）[19]．自力移動が制限される重度の運動障
害（gross motor function classification system；
GMFCS でⅣとⅤ）がある群で，骨密度は低値を示
した[24]．

　抗痙攣薬であるバルプロン酸ナトリウム
（VPA）の副作用として，Fanconi 症候群が起こる

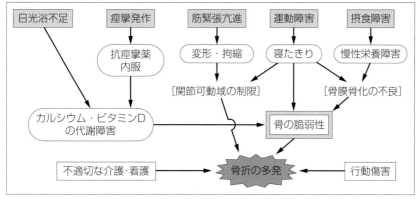

図 2. 重症児の骨折の病態
（三野正博ほか：重症心身障害児施設における骨折―その特異性と推定原因.
小児保健研究, 38(4)：253-254, 1979. より改変引用）

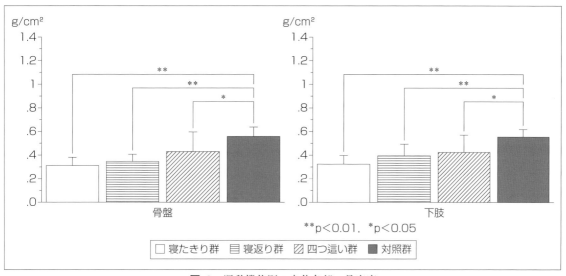

**p<0.01, *p<0.05

□ 寝たきり群　目 寝返り群　▨ 四つ這い群　■ 対照群

図 3. 運動機能別の身体各部の骨密度

（文献 19 より引用）

ことが知られている. Fanconi 症候群は, 近位尿
細管の再吸収障害により, 脱水, アシドーシス,
低 Ca 血症, 低 P 血症, くる病, 成長障害などを
きたす. これにより骨密度が低下して骨折しやす
くなる[25].

　骨折部位としては下肢の骨折が最も多い. Leet
らは, 上肢骨折 25%, 下肢骨折 69%（大腿骨 36%,
脛骨 27%, 足部 6%）[20], Presedo らは, 上肢骨折
14%, 下肢骨折 82%（大腿骨 48%, 脛骨 27%, 足
部 7%）と報告[21]しており, 膝周囲の骨折（大腿骨
顆上骨折, 脛骨プラトー骨折）が多い[21)26)27]. 足部
の骨折は, 運動機能の障害が少ない（GMFCS で
Ⅱ, Ⅲ）患者に認められ[26], 足部変形が骨折発生に

関与していたと考えられる[28]. 受傷機転として
は, 外傷によるもの 32%, 介護や訓練によるもの
13%, 原因不明が 45% との報告[21]があり, 重症心
身障害児では軽微な外傷で発生することがある.

　骨折の治療は, 健常児と骨折と同様の治療方針
で行う[21]. 大腿骨骨折では, 歩行不能児には保存
療法を選択するが, 立位可能児には髄内釘固定が
推奨されている[21]. プレートによる内固定が行わ
れる場合もある. 固定期間を短縮するためには,
積極的な外科的治療の選択も必要と思われる. 脳
性麻痺における骨盤・下肢の骨粗鬆症は, 立位・
歩行による下肢骨への体重負荷が大きく関与して
いると考えられ[19], 立位歩行訓練は骨折の予防に

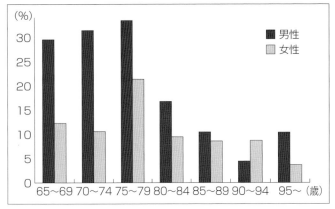

図 4.
大腿骨頸部骨折患者において脳卒中後の
麻痺を合併する割合

（文献 32 より引用）

も貢献する.

脳卒中患者

1. 脳卒中患者の骨折

脳卒中患者では転倒すると約 5％ に骨折が生じる. 骨折としては大腿骨頸部骨折, 上腕骨近位部骨折, 肋骨骨折が多く, 橈骨遠位端骨折は少ない. 橈骨遠位端骨折が少ない原因は, 転倒時に片麻痺患者では手をつくことが稀なためである. 骨折はほとんど麻痺側で, 冬に多い. 脳卒中患者では痛みの訴えが正確ではなく, 強くない場合があり, 骨折の発見が遅れることがある[29].

脳卒中患者の大腿骨頸部骨折の発生頻度は一般に比べ 2〜4 倍高い[30]. 大腿骨頸部骨折患者における脳卒中合併頻度は平均 12％ と考えられる[31]. 一般の大腿骨頸部骨折の発生頻度は女性が男性の 3〜4 倍であるが, 片麻痺患者では男女差が小さくなる. この原因として, 脳卒中の発生率が男性で高いことが関与している. 大腿骨頸部骨折患者は男女とも年齢が低いほど麻痺をもつ割合が増加する（図 4）. 特に 80 歳未満の男性患者では, 32％ と高い割合であった[32].

骨折の原因は一般の大腿骨頸部骨折と同じく大多数が転倒によるものである. 骨折が麻痺側に多い原因として, 麻痺側の筋力・反応（姿勢反射）が低下すること, 視空間の認知障害にてバランスを崩し麻痺側に倒れやすくなること, 転倒時の防御能力の低下, 麻痺側の骨量が減少し骨強度が低下するためと考えられる[30]. 下肢の麻痺の程度が重度でない Brunnstrom Stage が Ⅳ 以上の症例が多く, 半数近くが脳卒中発症後 2 年以内の骨折である[32].

骨折の治療は健常者とほぼ同じで, 長管骨の骨折には外科的治療が選択される. 脳卒中片麻痺患者における大腿骨頸部骨折の予後は, 多くの報告では一般の大腿骨頸部骨折と比べて大差はない. 半数の患者が受傷前の歩行能力を獲得している. しかし, 認知症の患者や非麻痺側の骨折例では回復は悪い[33]. 大腿骨頸部骨折後の生命予後に関して, 麻痺の有無は影響していなかった.

2. 脳卒中患者の骨粗鬆症

片麻痺患者に骨折が多い原因として, 続発性骨粗鬆症の発症がある. 脳卒中片麻痺患者では健側に比べて麻痺側に骨粗鬆症が生じやすい. 発症から経過が長いほど, 麻痺の程度が重いほど骨粗鬆症は強い[34〜37].

身体の部位により骨粗鬆症の進行度は異なり, 上肢のほうが下肢に比べ強い[38]. その理由として, 上肢が下肢に比べ麻痺の重い症例が多いこと, 上肢では荷重負荷がないことが挙げられる. 発症早期には腰椎の骨密度はあまり低下しない[36][37]. 脳卒中の骨粗鬆症には性差が存在し, 女性患者のほうが男性に比べ顕著である[34〜37]. 女性患者の多くが閉経後であり, 女性ホルモンの減少による影響が麻痺による骨量減少を助長していると考えられる. 1 年以上経過した女性患者では, 健側の大腿骨頸部にも骨粗鬆化が生じていた[36].

脳卒中早期では, 骨吸収マーカーは高値を示し, 骨吸収は亢進していた[36][37]. 歩行できない患者では大腿骨頸部骨密度の低下は大きく, 骨吸収マーカーは歩行できる患者に比べ高値を示した[37]. ADL の低い患者では, 大腿骨頸部骨密度の

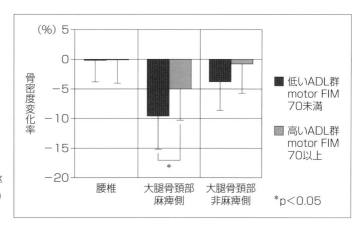

図 5.
ADL の違いによる骨密度変化率
（文献 39 より引用）

低下は大きく，骨吸収が強かった（**図 5**）[39].

脳卒中患者の骨粗鬆化の予防には，早期からのリハビリテーション治療，積極的な歩行訓練が重要である[36)37)40].　ADL を高めることで骨粗鬆化の進行を予防できる[39].　毎日 60〜90 分の立位荷重訓練は，脳卒中片麻痺患者の腰椎および大腿骨頚部の骨密度の増加を示した[41].

ビスホスホネート製剤の投与は，脳卒中患者の骨粗鬆症の予防的効果が期待できる[39)42)43].　ビタミン D 投与も行ったほうが良い[43].

3．脳卒中患者の転倒

片麻痺患者の骨折のもう 1 つの大きな原因は易転倒性である．筆者らはリハビリテーション病院の 1 病棟における 3 年半の転倒について調査した．脳卒中患者の 35.3% が転倒し，転倒は入院後 1 週以内に集中しており，時間は朝食前と昼食後，場所はベッドサイド，トイレの順に多く，全体の 80% を占めた．車椅子や便座への移乗動作で転倒した患者が多かった[44].　在宅脳卒中患者の転倒関連要因を調査した研究では，麻痺側の上肢機能が低下している患者に転倒が多いことが報告されている[45].

病院および自宅でも，トイレ動作・排泄に関係する転倒が多い[44].　トイレ動作にはバランスを崩しやすい移乗動作，更衣動作が含まれ，排泄だけは他人の介助を受けたくない心理なども影響していると考えられる．

片麻痺患者の転倒原因として，脳卒中による麻痺，下肢の感覚障害，バランス機能の低下，筋力低下，高次脳機能障害，めまい，失調，低血圧，足部変形，抗うつ薬や睡眠薬の服用などが挙げら

れる．重心動揺計を用いた検討で，脳卒中片麻痺患者は健常者に比べて静的バランス機能は劣っていた．非麻痺側の荷重率が有意に大きく，荷重が非麻痺側に偏移していた[46].　転倒には動的バランス機能の低下が大きく関与する．三次元的床面動揺装置（Equi Test®）を用いた脳卒中片麻痺患者の検討から，体重負荷は健側へ偏っていた．麻痺側では非麻痺側に比べ応答潜時は長く，筋力は弱かった．片麻痺患者では健常者に比べ，身体動揺を抑える努力量が大きく，その順応性は劣っていた．片麻痺患者では動的バランス機能が悪く転倒しやすく，麻痺側への転倒リスクが高いことが示唆された[47].

運動機能が良くても認知機能が低い患者では，転倒を繰り返す傾向が強い．左片麻痺患者では右片麻痺患者に比べ転倒の反復例が多い[48].　変形性膝関節症などの骨関節疾患の合併も転倒の危険因子となる．注意力の低下，視力低下，患側下肢の表在感覚障害があると転倒率は高くなり，ある程度活動性がある患者に転倒が多く認められる[49].

脳卒中片麻痺患者の転倒予防対策では，身体機能の改善と環境整備を同時に行うほうが良い．リハビリテーション治療としては，立ち上がり訓練，歩行訓練，バランス訓練を行う．患側下肢へも荷重をかけるように指導する．拘縮や痙縮はバランス機能に悪影響をもたらすため，できるだけ予防し改善をはかる[50].　脳卒中患者における転倒予防に，フィードバックを用いたバランス訓練が有効との報告がある[51].　短下肢装具や杖などの正しい使用も転倒を予防する．薬の過剰投与，過度の降圧，抑うつなどに十分注意する．ビタミン D

の服用が転倒予防効果の可能性がある[52]．

　転倒予防対策として病院や施設では，転倒件数が多い時間帯での人員配置，死角を減らす環境整備，センサーマットなどの使用が挙げられる．転倒しやすい患者を前もってリストアップして，医師・看護師・リハビリテーションスタッフなどが情報を共有して予防を行うことが重要である．退院前の家屋評価や住宅改造も外的要因の改善による転倒予防の効果が期待できる．適切な場所への手すりの設置，段差の解消，風呂場の改善，明るい照明などを考慮する．

文　献

1) Giangregorio L, McCartney N：Bone loss and muscle atrophy in spinal cord injury：epidemiology, fracture prediction, and rehabilitation strategies. *J Spinal Cord Med*, **29**：489-500, 2006.

2) Karapolat I, et al：Longitudinal study of bone loss in chronic spinal cord injury patients. *J Phys Ther Sci*, **27**：1429-1433, 2015.

3) Vestergaard P, et al：Fracture rates and risk factors for fractures in patients with spinal cord injury. *Spinal Cord*, **36**：790-796, 1998.

4) Ragnarsson KT, Sell GH：Lower extremity fractures after spinal cord injury：a retrospective study. *Arch Phys Med Rehabil*, **62**：418-423, 1981.

5) Zehnder Y, et al：Long-term changes in bone metabolism, bone mineral density, quantitative ultrasound parameters, and fracture incidence after spinal cord injury：a cross-sectional observational study in 100 paraplegic men. *Osteoporosis Int*, **15**：180-189, 2004.

6) Cimigliaro CM, et al：Bone loss at the distal femur and proximal tibia in persons with spinal cord injury：imaging approaches, risk of fracture, and potential treatment options. *Ostoporosis Int*, **28**：747-765, 2017.

7) Goemaere S, et al：Bone mineral status in paraplegic patients who do or do not perform standing. *Osteoporosis Int*, **4**：138-143, 1994.

8) Kaya K J, et al：Evaluation of bone mineral density in patients with spinal cord injury. *Spinal Cord Med*, **29**：396-401, 2006.

9) Demirel G, et al：Osteoporosis after spinal cord injury. *Spinal Cord*, **36**：822-825, 1998.

10) 菅原英和ほか：対麻痺ラットモデルにおける骨強度．*Jpn J Rehabil Med*, **35**：782-783, 1998.

11) Sugawara H, et al：Mechanical properties of bone in a paraplegic rat model. *J Spinal Cord Med*, **21**：302-308, 1998.

12) Lala D, et al：Exploring the determinants of fracture risk among individuals with spinal cord injury. *Osteoporosis Int*, **25**：177-185, 2014.
Summary　脊髄損傷患者の骨折リスクについての研究．

13) 大澤誠也ほか：軽微な外力によって下肢骨折を来した脊髄損傷患者の治療経験．*Jpn J Rehabil Med*, **38**：S297, 2001.

14) 乾　哲也ほか：慢性期脊髄損傷患者における四肢長管骨骨折の2例．骨折，**39**：448-450, 2017.

15) de Bruin ED, et al：Changes of tibia bone properties after spinal cord injury：effects of early intervention. *Arch Phys Med Rehabil*, **80**：214-220, 1999.

16) 元田英一，田中宏太佳：脊損患者における下肢の骨萎縮の検討．日職・災医会誌，**56**：187-191, 2008.

17) Chen SC, et al：Increases in bone mineral density after functional electrical stimulation cycling exercises in spinal cord injured patients. *Disabil Rehabil*, **27**：1337-1341, 2005.

18) Battaglino RA, et al：Spinal cord injury-induced osteoporosis：pathogenesis and emerging therapies. *Curr Osteoporos Rep*, **10**：278-285, 2012.
Summary　慢性脊髄損傷者における骨粗鬆症の病態と治療についてのレビュー．

19) 白垣　潤ほか：脳性麻痺における身体部位別骨密度と運動機能障害．小児科，**33**：37-43, 2001.
Summary　脳性麻痺における部位別骨密度と運動機能障害との関係を調べた研究．

20) Leet AI, et al：Fractures in children with cerebral palsy. *J Pediatr Orthop*, **26**：624-627, 2006.

21) Presedo A, et al：Fractures in patients with cerebral palsy. *J Pediatr Orthop*, **27**：147-153, 2007.

22) 平元　東：重症心身障害児─小児科医に必要な知識　全身管理の全般的な注意点．小児内科，**40**：1589-1594, 2008.

23) 平元　東：よくみられる症状とその対応．江草安

彦（監修），重症心身障害児通園マニュアル，2版，pp. 95-122，医歯薬出版，2004.

24）高塚　望ほか：脳性麻痺児の腰椎骨密度，骨折とその影響因子についての検討．*Jpn J Rehabil Med*，**47**：S218，2010.

25）木下　浩ほか：脳性麻痺に合併した難治性大腿骨顆上骨折の1例．日脳性麻痺の外研会誌，**19**：15-19，2009.

26）木下　浩ほか：脳性麻痺児・者における骨折．*Jpn J Rehabil Med*，**45**：818-819，2008.

27）中島健一郎：重症心身障害児─小児科医に必要な知識　骨脆弱性と骨折の予防．小児内科，**40**：1648-1650，2008.

28）鈴木宗明ほか：独歩可能な脳性麻痺児にみられた足部疲労骨折の2例．東北整災紀要，**37**：442，1993.

29）猪飼哲夫ほか：片麻痺の骨折．*Jpn J Rehabil Med*，**37**：589-591，2000.

30）Ramnemark A, et al：Fractures after stroke. *Osteoporosis Int*, **8**：92-95, 1998.

31）猪飼哲夫：脳卒中後の大腿骨頸部骨折．オーバービュー．臨床リハ，**13**：304-308，2004.
Summary　脳卒中患者の大腿骨頸部骨折の特徴，原因，リハビリテーションなどについて解説.

32）村本重之，山本精三：脳卒中と大腿骨頸部骨折治療．臨床リハ，**13**：309-316，2004.

33）熊木昇二，湯本和彦：脳血管障害後に発生した大腿骨頸部骨折の治療成績．*Jpn J Rehabil Med*，**35**：687-691，1998.

34）猪飼哲夫ほか：MD/MS法による脳卒中片麻痺患者の骨萎縮の検討．総合リハ，**19**：1001-1004，1991.

35）Fukuda C, Ikai T：Clinical study of bone atrophy on hemiplegic patients after cerebrovascular accidents. *Jikeikai Med J*, **41**：273-284, 1994.

36）猪飼哲夫ほか：骨密度と骨代謝マーカーによる脳卒中患者の骨粗鬆化の検討．総合リハ，**25**：161-6，1997.

37）Ikai T, et al：Progressive osteoporosis of the femoral neck in patients with hemiplegia：Effect of ambulatory ability. *Jikeikai Med J*, **45**：145-151, 1998.

38）Iverson E, et al：The effect of hemiplegia on bone mass and soft tissue body composition. *Acta Neurol Scand*, **79**：155-159, 1989.

39）Ikai T, et al：Prevention of secondary osteoporo-

sis postmenopause in hemiplegia. *Am J Phys Med Rehabil*, **80**：169-74, 2001.

40）猪飼哲夫：脳卒中患者の不動と骨粗鬆症．*Osteoporosis Jpn*，**4**：637-9，1996.

41）Han L, et al：Effects of weight training time on bone mineral density of patients with secondary osteoporosis after hemiplegia. *Exp Ther Med*, **13**：961-965, 2017.

42）猪飼哲夫ほか：閉経後片麻痺患者の骨粗鬆症ADLとの関係とエチドロネートの効果．*Clinical Calcium*，**9**：1020-1027，1999.

43）Sato Y, et al：Amelioration of osteoporosis and hypovitaminosis D by sunlight exposure in stroke patients. *Neurology*, **61**：338-342, 2003.

44）猪飼哲夫：片麻痺患者における転倒予防．*Gerontology New Horizon*，**19**：179-184，2007.

45）Hyndman D, et al：Fall events among people with stroke living the community：Circumstances of falls and characteristics of fallers. *Arch Phys Med Rehabil*, **83**：165-170, 2002.

46）猪飼哲夫ほか：転倒予防に向けて─高齢者・片麻痺患者のバランス機能と歩行能力の関係．*Osteoporosis Jpn*，**15**：726-731，2007.

47）Ikai T, et al：Dynamic postural control in patients with hemiparesis. *Am J Phys Med Rehabil*, **82**：463-469, 2003.
Summary　脳卒中片麻痺患者の動的バランス機能についての研究論文.

48）高嶺一雄ほか：脳血管障害患者における転倒・転落の危険因子　特に高次脳機能障害との関連性について．*The Kitakanto Medical Journal*，**55**：1-4，2005.

49）遠藤　恵ほか：入院脳卒中片麻痺患者の転倒実態と関連要因に関する研究．群大医学部保健学科紀要，**18**：61-65，1998.

50）猪飼哲夫：高齢者・片麻痺患者の転倒とバランス機能．*Jpn J Rehabil Med*，**43**：531-6，2006.

51）Cheng PT, et al：Symmetrical body-weight distribution training in stroke patients and its effect on fall prevention. *Arch Phys Med Rehabili*, **82**：1650-1654, 2001.

52）Sato Y, et al：Low-dose vitamin D prevents muscular atrophy and reduces falls and hip fractures in women after stroke：A randomized controlled trial. *Cerebrovasc Dis*, **20**：187-192, 2005.

MB Med Reha **No.255**：34-38, 2020

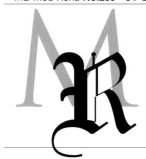

移植医療に伴う骨折(骨折リスク)と
リハビリテーション治療

河野圭志*

Abstract 移植医療とは，何らかの原因で臓器が再生不能な機能不全状態に陥り，治療による回復が望めない場合に，健康な臓器を移植して機能を回復させる治療法である．移植治療を乗り越えて生命を取り戻した後に，生命予後や生活の質に密接にかかわる重大な合併症の1つに骨折がある．移植患者における骨病変やその病態は非常に複雑であるが，主に，移植前から持ち込んだ骨病変と，移植後に加わる因子とに大別される．前者は，移植前の不全臓器やその他の背景疾患による骨への影響，後者は，ステロイドをはじめとした免疫抑制薬の骨への影響が重要となる．本稿では，移植患者が抱える骨折リスクや骨病変について概説し，その予防やリハビリテーション治療における留意点について説明する．

Key words 移植(transplantation)，骨折(bone fracture)，リハビリテーション(rehabilitation)

はじめに

移植医療は，臓器が不全状態に陥った際に行われ，肝臓，腎臓，肺，心臓，骨髄など様々な臓器移植がある．移植患者において骨折は，QOLに関連する長期的な合併症の1つである．移植後の骨折リスクは，移植後6か月～1年以内の早期に高いことが知られている．移植患者における骨病変は，主に移植前から持ち込まれた骨病変と，移植後に加わる免疫抑制薬の影響が複雑に関係している．本稿では，移植医療に伴う骨折リスクやその予防法について，移植臓器ごとの特徴も交えながら概説する．

移植医療における骨折リスク

我が国では，臓器移植ならびに骨髄移植ともに年々増加傾向にある．さらに，近年の移植医療の進歩により，生命予後や生着率が向上することで，移植患者の長期的な合併症対策に目を向けていくことが求められる[1]．その中の1つである骨折は，患者のQOLに直接かかわる重大な合併症である．移植患者における骨病変には，多数の因子が影響しており，その病態は非常に複雑である．移植前には，不全臓器による影響と，一般的に知られている年齢，栄養状態，不動，喫煙，アルコール，閉経などの影響を受けた骨病変を有している(**図1**)[2]．一方で，移植後には免疫抑制薬の影響，特に移植直後に使用する高容量ステロイドが著明な骨量低下や筋力低下をきたす．そのため，移植患者では，移植後半年から1年の早期に最も骨量が低下し，骨折リスクが特に高まるとされている(**図2**)[3]．

不全臓器ごとの病態(表1)

1．肝 臓

慢性肝疾患において，骨折は比較的多い合併症である．肝移植目的で紹介となった肝硬変患者のうち，約40～50%に骨粗鬆症を認めたことが報告

---

* Keiji KONO，〒 650-0017 兵庫県神戸市中央区楠町 7-5-2 神戸大学大学院医学研究科腎臓内科／腎・血液浄化センター，助教

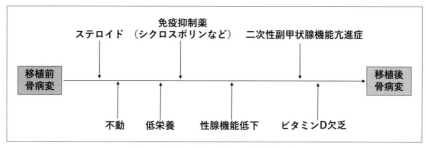

図 1. 移植患者の骨への影響因子

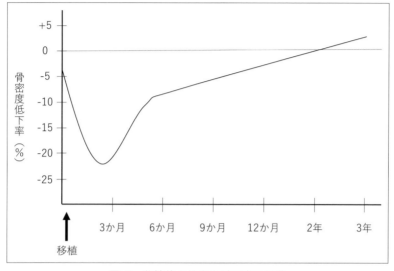

図 2. 移植後の骨密度低下率の推移

（文献 3 を基に作成）

表 1. 移植臓器別の骨粗鬆症, 骨折リスク

	骨粗鬆症	骨　折
腎　臓	11〜56%	3〜29%
心　臓	25〜50%	22〜35%
肝　臓	30〜46%	29〜47%
肺	57〜73%	42%
骨　髄	4〜15%	5%

（文献 1 を基に作成）

されている[2]. 我が国における肝移植適応疾患は, 成人生体肝移植では原発性胆汁性肝硬変（PBC）が最も多い[4]. 特に, PBC では骨折が多いことが指摘されている. その背景には, 女性が多いことや, 閉経やステロイド使用などの可能性が推察されているものの, 一定した見解は得られていない. また, 骨組織に関しても骨形成の低下や低回転骨による骨量低下とするものや, 骨吸収亢進に伴う骨量低下とする報告まで様々あり, 背景の違いを反映しているためと考えられている[1]. 病態についても, 過剰なアルコール摂取, IGF-1(Insulin-like growth factor-1)低下, 高ビリルビン血症, 性腺機能低下, ビタミン D 欠乏などの関与が報告されている[2].

2. 腎　臓

　腎移植患者の骨病変には, 特に多くの因子が複合的に関与する. 年齢, 性別, ステロイド使用などの一般的な骨粗鬆症のリスクに加えて, 移植前から持ち込まれる腎移植特殊病態としては, 二次性副甲状腺機能亢進症に伴う影響や, 長期透析に伴うアミロイド骨症などが挙げられる[5]. 基本的には, 腎移植により急激に腎機能が改善するため, Ca, P 代謝や副甲状腺ホルモンは改善することが多いが, フィードバック機構の破綻した過形成を伴う副甲状腺の場合には, 移植後も過剰な副甲状腺ホルモンを分泌し続け, 骨代謝回転上昇が持続することとなる(三次性副甲状腺機能亢進症). 一方, アミロイド骨症については, 移植後に

表 2. 免疫抑制薬と骨

免疫抑制薬	骨状態
ステロイド	初期：骨吸収↑ 後期：骨形成↓
カルシニューリン阻害薬	高回転骨→骨量低下： 骨吸収↑↑＞＞骨形成↑
アザチオプリン	骨量変化なし
ミコフェノール酸モフェチル	骨量変化なし

（文献 2 を基に作成）

症状改善は得られても，骨病変は不可逆性であることが示唆されている．アミロイド骨症と同じく三次性副甲状腺機能亢進症においても，透析歴が長い症例に多く，特に献腎移植の待機期間が長い我が国においては，献腎移植患者は特に注意が必要である[6]．

また，我が国における腎移植患者の原疾患は，慢性糸球体腎炎が最も多く，次いで糖尿病性腎症となっている[7]．この点からは，移植前のステロイド使用歴やステロイド骨粗鬆症，糖尿病歴や糖尿病による骨症などにも注意を払うことが望ましい．

3. 肺

慢性肺疾患患者では，骨粗鬆症が多いことが報告されている[8]．これらの患者のリスク因子としては，喫煙，活動度低下，体重減少，ステロイド使用などがある[2]．我が国の肺移植適応疾患は，特発性間質性肺炎や肺高血圧症，気管支拡張症などが多い[9]．これらの疾患では，移植待機中にステロイドが使用される可能性が高い．また，囊胞性線維症は，性腺機能低下や膵胆管障害によるビタミン D 吸収障害などの合併症が知られており，骨粗鬆症のリスクである[2][10]．囊胞性線維症患者の骨組織では，皮質骨量と骨芽細胞数の低下が認められているが，破骨細胞の数や活性については一定した所見が得られていない[1][2]．

4. 心臓

慢性心不全患者における骨量低下は報告されており，心移植を待機する重症心不全患者では，骨粗鬆症が多いことが知られている[10]．心不全患者でのリスク因子としては，ビタミン D 低下，性腺機能低下，長期のヘパリンや利尿薬投与，腎機能低下，続発性副甲状腺機能低下症などが報告され

ている[2]．我が国の調査では，拡張型心筋症や拡張相肥大型心筋症を原疾患とした症例が 77％と大半を占め，その多くは待機期間中に補助人工心臓（ventricular assist device；VAD）を 3〜5 年以上装着している[11]．VAD が骨代謝に与える影響は不明であるが，循環や血栓症，抗凝固薬の問題など様々な影響が懸念され，今後の研究成果に期待したい．

5. 骨髄

骨髄移植患者は，一般に若年者が多いとされているが，我が国の報告では，成人においては，急性白血病や悪性リンパ腫が多く，近年，高齢者を中心に移植件数が全体に増加傾向にある[12]．骨髄移植患者における骨粗鬆症のリスクは，高齢者，女性，移植前に行われる化学療法や放射線療法，移植後の graft-versus-host disease（GVHD），ステロイド，腎機能低下や二次性副甲状腺機能亢進症などが挙げられる[8][13]．一般に，自家移植よりも同種移植のほうが，ステロイド使用量が多くGVHD のリスクも高まるため，骨折リスクは上昇することが示唆されている[8]．

また，多発性骨髄腫は高齢者に多く，骨折リスクが高いことは周知の事実である．これは，サイトカイン産生に伴う破骨細胞の活動亢進により，溶骨性病変や全身の骨量低下をもたらすことが知られている[13]．

免疫抑制薬（表 2）

1. ステロイド

ステロイドは最もよく使われる免疫抑制薬の 1つである．骨量低下は，ステロイド投与量に依存することが知られている．特に，移植直後には高用量ステロイドが投与され，数週間かけて減量する．具体的な投与量については，移植臓器ごとに異なり，拒絶の際には一過的に増量がなされる．ステロイドは，椎体や大腿骨頚部などの海綿骨を中心に骨量を減少させ，特に移植後早期に著明な骨量減少をきたす[1]．

機序としては，骨芽細胞への分化・誘導を抑制

し，骨芽細胞のアポトーシスを誘導する．その結果，骨芽細胞数と活性の低下をきたし，骨形成を低下させる[1)2)8)]．また，ステロイドは破骨細胞の分化や活性化を促し，骨吸収を亢進させる．

ステロイドミオパチーによる筋量の減少も加わり，体幹のバランス不全などから転倒のリスクも上昇し，骨折リスクを助長する[2)]．

2．カルシニューリン阻害薬

カルシニューリン阻害薬は，T細胞の活性化や増殖を強力に抑制する物質で，タクロリムスとシクロスポリンがある．移植医療においては拒絶反応を抑制するために欠かせない薬剤である．カルシニューリン阻害薬は，基礎実験において，骨回転を亢進させ，特に骨形成を上回る骨吸収亢進から骨量低下をきたすことが報告されている[2)]．

詳しい機序については不明であるが，破骨細胞表面に発現するカルシニューリン受容体を介した直接的な機序と，サイトカイン産生抑制を介した間接的な機序などが推察されている[1)]．タクロリムスは，シクロスポリンと同様の機序で著明な海綿骨量低下をきたすことが報告されている[1)2)]．

3．その他の免疫抑制薬

アザチオプリンやミコフェノール酸モフェチルは，動物実験にて骨量が低下しないことを示している報告もあるが，これらの免疫抑制薬の骨への影響に関しては，現時点では十分なエビデンスがあるとはいえない[1)2)8)14)15)]．

予　防

1．移植前

移植待機中の患者は，骨粗鬆症をはじめとした骨の状態と骨折歴について，移植前に確認することが推奨されている．骨の評価は，二重エネルギーX線吸収測定法(dual-energy X-ray absorptiometry；DXA法)にて，腰椎，大腿骨頚部，前腕骨を定期的に骨量測定する[10)]．さらに，X線や骨代謝マーカーの測定なども評価することが望ましい．また，不動，喫煙，アルコール，薬剤など，骨に悪影響を及ぼす因子は可能な限り取り除く．

移植前からの骨粗鬆症への薬剤介入が，移植後の骨折リスク軽減に寄与するかどうかについては，一定した見解が得られていない[1)2)8)10)]．移植前の骨折リスクを評価して，個別の病態に合わせて適切な予防策を検討することが重要である．

また，骨のみに目を向けるのではなく，患者の筋肉量・体脂肪の評価や，身体活動性(フレイル・サルコペニアなど)を移植前から把握し，場合によっては可能な範囲で移植前から運動療法を安全に留意しながら行うことも検討する．

2．移植後

移植後の骨量低下に多く影響を及ぼすのは，高用量ステロイドであることは間違いない．また，ステロイドは，ステロイドミオパチーのような近位筋の萎縮や筋力低下をきたし，特に，下肢筋力の低下は立ち上がりや階段昇降が困難となり，転倒リスクの上昇につながる．まずは，可能な限り，ステロイド使用量を減らし，早期に減量することが重要である．骨への薬剤介入については，移植前の骨病変と，移植後にかかわる因子などから病態をビタミンDやカルシウム補充などは，使用を検討しても良い[1)2)8)10)]．ビスホスホネートの使用については，腎機能低下により，容量調整が必要であり，注意が必要である．

また，非薬物療法としては栄養・運動療法があり，エビデンスは乏しいものの，その有効性が注目されている．特に，運動負荷によるメカニカルストレスは，筋力増強だけでなく，骨量を増やすことが知られている．筋力トレーニングのうち，バランス強化トレーニングは，転倒予防のために有効とされている．

移植待機患者は，フレイル・サルコペニアを呈する患者が多く，その中でも近年，高齢者を含めたハイリスク症例が増加傾向にある点に注意が必要である．一方で，生着率の改善に伴う長期生着がかなう現在を鑑みると，移植後の中長期的なQOLや生命予後を視野に入れた戦略が重要となる．今後のさらなるエビデンス構築に期待したい．

おわりに

　移植患者において，骨量低下や骨折リスク増加は，長期的な予後やQOLに関連する重大な合併症である．個々の併存疾患や，移植後の免疫抑制薬の影響に加えて，不全臓器による骨への影響も考慮して，病態に合わせた骨折予防策を検討することが望ましい．

文　献

1) Cohen A, et al：Osteoporosis after solid organ and bone marrow transplantation. *Osteoporos Int*, **14**：617-630, 2003.

2) Maalouf NM, et al：Clinical Review：Osteoporosis after solid organ transplantation. *J Clin Endocrinol Metab*, **90**：2456-2465, 2005.

3) Leidig-Bruckner G, et al：Frequency and predictors of osteoporotic fractures after cardiac or liver transplantation：a follow-up study. *Lancet*, **357**：342-347, 2001.

4) 日本肝移植学会：肝移植症例登録報告．移植，**54**(2・3)：81-96，2019.

5) 米本佐代子ほか：腎移植後の骨病変とその予防，治療．深川雅史(監)，CKD-MBD 3rd Edition. 日本メディカルセンター．pp. 230-233，2018.

6) Nakai K, et al：Effect of cinacalcet cessation on hyperparathyroidism in kidney transplant patients after long-term dialysis therapy. *Clin Exp Nephrol*, **19**：1184-1188, 2015.
   Summary 腎移植患者において，移植前にシナカルセト内服している患者では，透析歴が長く，副甲状腺腫大を指摘されることが多く，三次性副甲状腺機能亢進症のリスクが高い．

7) 日本臨床腎移植学会・日本移植学会：腎移植臨床登録集計報告(2019)．2018年実施症例の集計報告と追跡調査結果．移植，**54**(2・3)：61-80，2019.

8) Kulak CA, et al：Osteoporosis after transplantation. *Curr Osteoporos Rep*, **10**：48-55, 2012.

9) 日本肺および心肺移植研究会：本邦肺移植症例登録報告—2019—．移植，**54**(2・3)：105-110，2019.

10) Anastasilakis AD, et al：Bone disease following solid organ transplantation：A narrative review and recommendations for management from The European Calcified Tissue Society. *Bone*, **127**：401-418, 2019.

11) 日本心臓移植研究会：心臓移植の現状 20190831現在．日本の心臓移植レジストリ，2019.

12) 一般社団法人日本造血細胞移植データセンター：日本における造血幹細胞移植の実績2019年度，2020.

13) Kendler DL, et al：Bone management in hematologic stem cell transplant recipients. *Osteopors Int*, **29**：2597-2610, 2018.

14) Dissanayake IR, et al：Mycophenolate mofetil：a promising new immunosuppressant that does not cause bone loss in the rat. *Transplantation*, **65**：275-278, 1998.
    Summary ミコフェノール酸モフェチル(MMF)は，オステオカルシンを低下させるが，骨組織への影響は認められなかった．

15) Bryer HP, et al：Azathioprine alone is bone sparing and does not alter cyclosporin A-induced osteopenia in the rat. *J Bone Miner Res*, **10**：132-138, 1995.

MB Med Reha **No.255**：**39-44**, 2020

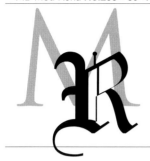

特集／併存疾患をもつ高齢者の骨折のリハビリテーションのコツ

高齢者の骨転移のリハビリテーション治療

酒井良忠*

Abstract がん治療の進歩とがん患者の増加と高齢化に伴い，がん生存者の運動器管理が重要となり，「がんロコモ」という疾患概念が提唱された．この中で骨転移はその中心的な病態であり，リハビリテーション治療が必要な病態である．骨転移のリハビリテーション診療で必要なことは，① 安静度を含めたリスク管理，② 骨転移とがんそのものの治療方針の確認，③ ゴール設定である．骨転移は患者によってその状態は様々であり，骨転移の状態と生命予後によって，骨転移の治療方針は決定されるため，それぞれに応じて必要なリハビリテーション治療は異なり，ゴール設定も異なる．またADLの向上はパフォーマンスステータスの向上にもつながり，治療機会の獲得と生命予後の延長にもつながることになる．がん患者の運動器管理を担う多職種・多診療科によるチーム医療の一員として骨転移診療にあたることが大切である．

Key words 骨転移(bone metastasis)，リハビリテーション治療(rehabilitation)，装具治療(orthosis and splint)

はじめに

がん患者の増加は著しく，本邦におけるがん罹患者数は2016年には100万人を超え，出生数を上回ることとなり，この差は年を追うごとに開くばかりである[1]．一方で，がん治療は，分子標的薬の上梓，低侵襲手術やロボット手術の進歩，高精度放射線療法の普及に伴って進歩し，治療成績の向上も著しい．この結果，がん生存者(がんサバイバー)の増加が社会問題となり，がんと共存して社会参加を行う時代となってきている．さらに，がん治療の外来移行，在宅での看取りの推進から，がん患者は病院で入院して治療を行うのではなく，働きながら外来で治療を行ったり，地域社会で生活しながら終末期医療を受けることが多くなってきた．このため，がん患者が動けることがとても重要となり，がん患者のADL維持向上の

ため，適切な運動器管理を行うことが喫緊の課題となってきている．このため，2018年に日本整形外科学会は「がんロコモ」という疾患概念を提唱し，がん患者の移動能力の維持向上のため，整形外科医のみならず，医療従事者や患者，患者家族自身への啓発活動を始めている[2]．

そして，前述したがん治療の進歩とがん生存者の増加に伴い，骨転移を罹患している患者も増加しているものと考えられる．骨転移は「がんロコモ」をきたす疾患の中でも大きな割合を占めるものであり，ひとたび，病的骨折や脊髄麻痺など，骨関連事象(skeletal related event；SRE)が起これば患者のADLは極めて低下する．このため，運動器診療にかかわる診療科はSRE発症の予防と早期治療に努める必要があり，これには多職種・多診療科での包括的なチーム医療が望ましい．最近では骨転移キャンサーボードや，カン

* Yoshitada SAKAI，〒 650-0017 兵庫県神戸市中央区楠町7-5-2 神戸大学大学院医学研究科リハビリテーション機能回復学，特命教授

表 1. Spinal Instability Neoplastic Score（SINS）

	パラメーター	点　数
部　位	移行部（C0〜C2，C7〜T2，T11〜L1，L5〜S1）	3
	可動性がある部位（C3〜7，L2〜4）	2
	可動性が乏しい部位（T3〜T10）	1
	可動性がない部位（S2〜S5）	0
痛　み	持続的	3
	時折みられる	1
	なし	0
骨病変の性状	溶骨性	2
	混合性	1
	造骨性	0
X線上の脊椎アライメント	亜脱臼，すべり	4
	脊椎変形あり（前弯，後弯）	2
	正常	0
椎体の圧潰	＞50％	3
	＜50％	2
	圧潰はないが椎体の50％を超える	1
	なし	0
後側方への進展	両側	3
	片側	1
	なし	0
Score	0〜6	安定
	7〜12	軽度の不安定性
	13〜18	不安定

ファレンスを行い，骨転移にかかわる診療科（整形外科，放射線治療科，リハビリテーション科，緩和ケアチーム，腫瘍内科と主診療科）と多職種（医師，看護師，理学療法士，臨床心理士，医療ソーシャルワーカーなど）で顔のみえる関係を作り，様々な骨転移治療にかかわる事案をディスカッションして，早期診断，早期治療に結び付ける試みが各所でされている[3].

骨転移治療における
リハビリテーション治療の役割

　骨転移の治療手段は，薬物，放射線，手術，リハビリテーション治療の4本柱からなる．どの治療法を組み合わせるのかは，骨転移部の状態と，患者の生命予後から判断されることが多い．

　骨転移部の状態では，疼痛がなく，骨転移の大きさも小さければビスホスホネート製剤やデノス

マブのような骨吸収抑制薬が第一選択である．疼痛があったり，脊髄圧迫の可能性がある場合などは放射線治療を行い，そして脊髄麻痺や切迫骨折，病的骨折の場合は手術的治療が必要となる．骨転移部の状態における手術適応については，各施設によって差があるのが現状であるが，脊椎であれば，Spinal Instability Neoplastic Score；SINS（表 1）[4]がよく用いられており，脊椎の不安定性が高いもの（12点以上）については手術的治療が推奨される．また，もちろん不安性以外にも，切迫麻痺など，脊髄への圧迫が認められれば手術適応の可能性が高くなる．

　一方，長管骨ではMirelsのスコアリングシステム（表 2）[5]が有名であり，8点以上で切迫骨折のリスクがあるため，手術的治療を考慮する必要がある．これらを参考に，手術的治療が必要かどうかについて判断する必要がある．

そして，骨転移の治療において，その治療方針は前述したように，骨転移の状態のみならず，患者の全身状態や生命予後によっても左右される．骨転移患者の生命予後が短ければ手術よりも放射線治療を優先することが多く，また手術を行うにしても，生命予後が長い場合は腫瘍用人工関節のように転移部の制御をしっかりと行える手術法が選択されることが多い．生命予後の予測は新片桐スコア(**表3**)[6]が非常に有名であり，これにより短期予後，中期予後，長期予後に分類され，それに応じた治療を選択する．

このような治療法の選択(主に，放射線治療と手術的治療)には骨転移部の状況と生命予後を勘案して決める形になるが，リハビリテーション治療は骨転移のどの病態においても必要となる．疼痛がなく安定している骨転移については，ADL指導と患者教育が中心となるであろうし，放射線治療時においては，動作指導や必要に応じてカラーやコルセットといった装具，そして安静度制限があればそれに応じた廃用予防を行う．そして

表2. Mirels のスコア

点 数	1	2	3
場 所	上肢	下肢	転子部
疼 痛	軽度	中等度	重度
タイプ	造骨性	混合性	溶骨性
大きさ	<1/3	1/3〜2/3	>2/3

7点以下　保存的治療
8点　　　手術を考慮
9点　　　手術的治療

表3. 新片桐スコア

予後因子		点 数
原発巣の種類	**Slow growth** ホルモン治療感受性乳がん，ホルモン治療感受性前立腺がん 甲状腺がん，悪性リンパ腫，多発性骨髄腫	0
	Moderate growth 分子標的薬使用肺がん，ホルモン治療抵抗性乳がん，ホルモン治療抵抗性前立腺がん 腎がん，子宮体がん，卵巣がん，肉腫，二重がん	2
	Rapid growth 分子標的薬非使用肺がん，大腸直腸がん，胃がん，膵がん，頭頚部がん，食道がん，胆嚢がん，肝がん，泌尿器がん，悪性黒色腫，原発不明がん，その他	3
内臓または脳転移	なし	0
	結節性転移	1
	播種性転移	2
血液検査異常	Normal	0
	Abnormal(下記のいずれか) LDH>250 IU/l，CRP>0.3 mg/dl，Alb≦3.6 g/dl	1
	Critical(下記のいずれか) 補正後血清 Ca≧10.3 mg/dl，T-bil≧1.4 mg/dl，Plt≦10 万/μl	2
ECOG Performance status 3〜4		1
過去の化学療法あり		1
多発骨転移		1
	合計	/10

合計 0〜3点　長期予後
　　 4〜6点　中期予後
　　 7〜10点　短期予後

手術治療はその前後でリハビリテーション治療が必要になるのは当然である．このように，患者教育，ADL指導，動作指導，運動療法，装具といった手法を患者の状態に応じて適切に使い分けていく必要がある．

骨転移に対するリハビリテーション治療のガイドライン上の記載については，日本臨床腫瘍学会の骨転移診療ガイドラインにおいて，エビデンスレベルC［弱］ではあるが，高い合意率でADLとQOLの向上，廃用症候群の予防の点で有効であるとされ[7]，日本リハビリテーション医学会がんのリハビリテーション診療ガイドライン第2版においても，骨転移によりADL，QOLが障害されている患者に対してリハビリテーション治療（運動療法）を行うことについてのclinical questionにおいて，グレード2C［弱い推奨］ではあるが，推奨がされている[8]．

骨転移患者のリハビリテーション治療の実際

骨転移患者のリハビリテーション治療の流れは，通常の高齢者の骨折のリハビリテーション治療とは大きく異なり，安静度を含めたリスク管理，骨転移とがん治療の方針の確認，そしてそれに合わせたゴール設定がリハビリテーション科医に求められる最低限の仕事である．

1．安静度の確認とリスク管理

まず，最初に必ず確認すべきことは，安静度の確認である．このことが，骨転移のリハビリテーション治療の最も大切なリスク管理であり，リハビリテーション治療中のSRE発症を予防するために重要である．

整形外科医の診察が終わっており，適切な安静度が設定されているならば，それに従うが，設定されていない場合は，画像評価を行い，安静度を設定する．脊椎の場合，麻痺があったり不安定性が強い場合（SINS 12点以上）の場合はベッド上安静にする必要があり，また長管骨の切迫骨折であれば非荷重とし，そのうえでベッドサイドでのリハビリテーション治療を開始しながら整形外科へ

のコンサルテーションを推奨する（もし，リハビリテーション科医自身で適切な安静度設定が可能であれば指示する）．

指摘されている骨転移以外にも，他に骨転移がないかも必ず確認する．特に，脊椎，骨盤，大腿骨近位はSREが起これば大きなADL低下を伴うため，必ず画像評価を行う．たとえ，整形外科のコンサルテーションがあってもリハビリテーション科医，そしてセラピスト自らが必ず画像を確認することが重要である．脊椎転移の手術症例で，大腿骨の骨転移が見逃されていたりすることもある．リハビリテーション治療が長期間となる場合は，当初，無症状であった骨転移巣が，安静度制限を要するまでに拡大することもあり得るので，治療が長引く場合は必ずフォローを行う．骨転移のリハビリテーション治療でSREが発症した場合は，リハビリテーションを処方した医師の責任となることを肝に銘じるべきである．

さらに，がんの病状によるリスク管理も行う．高カルシウム血症や，血小板減少，化学療法が行われている場合の薬剤性のリスク管理など，一般的ながんリハビリテーション治療のリスク管理も併せて行う．

2．治療方針の確認

次に骨転移の治療と，がんそのものの治療の予定を確認する．骨転移は前述したように骨転移の状態と生命予後によって施設の方針と併せて決定されるのが一般的である．骨転移の治療方針が手術になるのか，放射線治療になるのかによって，予測される安静度制限の解除が異なってくるであろうし，装具治療の必要性も変わってくる．例えば，脊椎転移に対して，手術的治療が行われる場合は，コルセットは不要で，麻痺の状態にもよるが早期に立位，歩行訓練へもっていく必要がある．一方，放射線治療の場合は硬性コルセット着用のうえ，安静度制限についても画像評価と疼痛の状況をみながら徐々に解除していく形になるのが一般的である．加えて，この治療方針の違いは，退院後の生活や介護に関しても異なってくること

になる．安静度制限がある程度存在する状態での退院を目指す場合は，環境調整や訪問リハビリテーションを行う必要がある．

また，がん治療に対する方針も重要である．骨転移治療が終わった後に，さらに主診療科で化学療法を行うのかどうかも検討されるべきである．骨転移があり，見かけ上のパフォーマンスステータスが下がっている場合，化学療法の適応から除外される可能性があるが，適切な治療によってパフォーマンスステータスが向上することで，再度，化学療法が可能となり，生命予後の延長が期待できる場合がある．このことについて，主診療科と骨転移診療科が適切にコミュニケーションをとっているかを確認し，場合によってはコンサルテーションを推奨する．また，化学療法の適応にならない場合は緩和ケアチームと連携をとり，骨転移治療終了後，緩和病棟へ転院するのか，在宅での療養を行うのかを検討し，どの程度のADLが獲得されるべきかについて検討を行う必要がある．

3．ゴール設定

上記2つの項目を確認することで，骨転移患者のゴール設定が可能となる．手術などによって早期に安静度制限が解除でき，さらに麻痺などがなければ，早期に自宅復帰や化学療法の開始へ進めることをゴールにする．特に，近年は化学療法の外来移行が進んでおり，外来に通院できなければ化学療法の適応としない場合もあり，そこまでのADL獲得を目指す必要がある．

このような場合，自宅退院や外来通院可能となるレベルまで術後に転院して回復期病棟でのリハビリテーション治療を行うことも考えられるが，これには超えるべきハードルがあることを理解する必要がある．まず，疼痛管理において麻薬の使用が困難であるため，そのような疼痛がないこと，そしてがん治療を回復期病棟で行うことは事実上不可能であるため，転移巣のコントロールやがん原発巣のコントロールが数か月間未治療でも問題ないこと，急変時に必ず主診療科の主治医が引き受けてくれることが必要である．実際には，がんのコントロールが未治療で数か月可能な場合という症例は少なく，この状態で無責任に回復期病棟に受け入れた場合，現病の悪化や骨転移巣の増大によりリハビリテーション治療がうまく行えずに，結局元の病院へ転院となることが大半である．過去にも悪性腫瘍が偶発的に見つかった回復期病棟における脳卒中症例についての報告[9]があり，その対応の困難さを指摘している．このような患者は自院での入院で化学療法を行いながら，リハビリテーション治療を続け，ADLを上げていくのが最も望ましく，もしくは，数は少ないと思われるが，がん治療とリハビリテーション治療をともに入院で行うことが可能な施設への転院が必要である．

一方で麻痺が残存したり，安静度制限の解除が遅れる場合で，化学療法の適応がない場合は，在宅か緩和病棟かの選択となり，その場合，必要とされるADLと獲得可能なADLを勘案してゴールを設定する．在宅を目指す場合は，早急に介護保険の申請を行い，ケアマネジャーと安静度設定に合わせて，必要となる介護物品（手すりやポータブルトイレの設置など）や介護サービス（食事の配達サービスや入浴サービスなど）を決定するとともに，訪問リハビリテーションの指示と運動器管理を行う医師（在宅医が行うのか，急性期病院の整形外科，もしくはリハビリテーション科医が行うのかなど）を決定する必要がある．在宅においても，運動器管理を適切に行うことで，より良いADLを維持したまま終末期を迎えることができると思われる．

装具治療

骨転移のリハビリテーション治療において装具治療の果たす役割は大きい．その中で特に頻用されるのがコルセットである．基本的に骨転移の場合，脊柱の不安定性に対してコルセットが用いられるので，基本的に硬性コルセットが適応となるが，コンプライアンスが悪いこともあり，ダーメ

ンコルセットを用いる施設もある．中下位胸椎から腰椎の制動に用いられ，上位胸椎の場合はSOMIブレースやアドフィットUDブレース®などを使用するが，装着コンプライアンスはかなり悪いと思われ，可能であれば手術固定が望ましいと思われる．

　頚椎カラーは不安定性があればフィラデルフィアカラーやそれに準じたもの（ビスタカラー®など）を用いるが，こちらもコンプライアンスの問題から装着が困難な場合が多く，ポリネックカラーなどで対応することもある．

　長管骨の場合は，ファンクショナルブレースを用いることがある．特に，上腕と下腿は比較的コンプライアンスが良いので，考慮されて良い．また手術をしても不安定性が軽度残存し，疼痛の原因となっている場合なども良い適応となる．当科でも，脛骨骨転移に髄内釘固定をした後，転移部が増大して不安定性が生じた症例に，PTBブレースを用いて自宅退院をすることができた症例や，全身状態のため手術不能な上腕骨骨転移患者にファンクショナルブレースを処方した症例を経験している．

最後に

　がん生存者の増加と高齢化に伴い，がん患者の運動器管理が重要となってきている．その中で骨転移は特に大きな問題であり患者数も多い．適切なリハビリテーション治療によって患者のADL，QOLのみならず，治療機会の獲得により，生命予後の延長も期待できることから，多職種・多診療科におけるチーム医療を実践し，早期診断，早期治療と，積極的なリハビリテーション治療を目指していくべきである．

文　献

1) 緒方直史：がんロコモの概念と意義―がんロコモによるがん患者の運動機能維持―．*Jpn J Rehabil Med*, **57**：284-288，2020.
2) 大江隆史：がんとロコモティブシンドローム．森岡秀夫，河野博隆（編），がん患者の運動器疾患の診かた，pp.2-5，中外医学社，2019.
3) 酒井良忠ほか：転移性骨腫瘍のリハビリテーション―骨関連事象に対する集学的治療法―．臨床リハ，**25**：131-139，2016.
4) Fisher CG, et al：A novel classification system for spinal instability in neoplastic disease：an evidence-based approach and expert consensus from the Spine Oncology Study Group. *Spine（Phila Pa 1976）*, **35**(22)：E1221-1229, 2010.
5) Mirels H：Metastatic disease in long bone. A proposed scoring system for diagnosing impending pathologic fractures. *Clin Orthop Relat Res*, **249**：256-264, 1989.
6) Katagiri H, et al：New prognostic factors and scoring system for patients with skeletal metastasis. *Cancer Med*, **3**：1359-1367, 2014.
7) 日本臨床腫瘍学会（編）：Clinical Question 25　骨転移のある患者にリハビリテーションは有効か？　骨転移診療ガイドライン，pp.52-53，南江堂，2015.
8) 日本リハビリテーション医学会（編）：CQ07 骨転移によりADLやQOLが障害されている患者に対して，リハビリテーション治療（運動療法）を行うことは，行わない場合に比べて推奨されるか？ がんのリハビリテーション診療ガイドライン，第2版，pp.172-175，金原出版，2019.
9) 村岡香織：脳卒中患者における悪性腫瘍の併存．*MB Med Reha*, **168**：47-52，2014.

MB Med Reha **No.255**：**45–50**, 2020

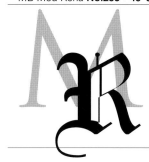

特集／併存疾患をもつ高齢者の骨折のリハビリテーションのコツ

骨代謝と薬

竹内靖博*

Abstract　リハビリテーション医療を必要とする患者の多くは，様々な基礎疾患に対して薬物療法を受けており，その中に骨粗鬆症や骨折のリスクを高めるものが含まれる可能性がある．薬剤に起因する続発性であっても，骨粗鬆症を原因とする骨折の問題は，そのリスク上昇として考慮せねばならない．骨折は外力が加わることによって生じることから，骨折リスクの上昇に関与する薬剤が処方されている患者においては，転倒や骨に対する不自然な外力の負荷などを避けることが望ましい．しかしながら，不意の体位保持困難や転倒などのリスクが高い身体的リハビリテーションを実施する環境において，適切に対応するためには解決の難しい問題が多い．少なくとも，インスリンなど低血糖を惹起し得る薬剤や，ループ利尿薬などの起立性低血圧やふらつきを生じやすい薬剤を内服中の患者に対しては，転倒予防策を十分に講じることが必要であろう．

Key words　合成ステロイド薬(synthetic glucocorticoids)，チアゾリジン(thiazolidine)，ループ利尿薬(loop diuretics)，ワルファリン(warfarin)，選択的セロトニン再取り込み阻害薬(selective serotonin reuptake inhibitors)

はじめに

　骨粗鬆症の背景因子は多彩である．最近では多くの薬剤が骨およびカルシウム代謝に影響し，その結果として骨粗鬆症や骨折の危険性を高めることが知られている．骨粗鬆症および骨折と関連性の高い薬剤の代表は合成ステロイド薬である．また，アロマターゼ阻害薬に代表される各種の悪性腫瘍治療薬やチアゾリジン薬に代表される多くの生活習慣病治療薬と骨粗鬆症や骨折との関連性についても明らかにされてきた(**表1**)[1]．リハビリテーションを必要とする患者の多くは，様々な基礎疾患に対して薬物療法を受けており，その中に骨粗鬆症や骨折のリスクを高めるものが含まれる可能性がある．この点に関する基本的な知識を共有することは，有効で安全なリハビリテーションの実施において有益である．

合成ステロイド薬

1．ステロイド性骨粗鬆症とは

　治療薬としての副腎皮質ホルモンである糖質コルチコイドの臨床応用は，1948年に重症の関節リウマチ患者に用いられて劇的な効果を上げたことに始まる．しかしながら，数年を経ずして病的骨折が頻発することが報告され，糖質コルチコイド治療による骨の副作用が明らかにされた．また，糖質コルチコイド過剰症であるCushing症候群は，しばしば若年性の脆弱性骨折を契機に診断される．現在では，多くの炎症性疾患や自己免疫疾患の治療に合成ステロイド薬が用いられている．

　海外の大規模な疫学調査により，米国では合成ステロイド薬内服による骨粗鬆症患者が約400万人存在しており，そのうちの25%に骨折が認められること，英国では成人の1%(70歳代では2.4%)

---

* Yasuhiro TAKEUCHI，〒105-8470 東京都港区虎ノ門2-2-2　虎の門病院，副院長・同病院内分泌センター，
センター長

表 1. 薬剤による骨代謝障害と骨折リスクの上昇

薬　剤	骨密度	椎体骨折	非椎体骨折
合成ステロイド	低下	上昇	上昇
アロマターゼ阻害薬	低下	上昇	上昇
ADT	低下	上昇	上昇
チアゾリジン	低下	上昇	上昇
ワルファリン	不変	上昇	上昇/不変
ループ利尿薬	低下/不変	上昇/不変	上昇
SSRI	低下	不変	上昇
プロトンポンプ阻害薬	低下	上昇	上昇

ADT：アンドロゲン遮断療法
SSRI：選択的セロトニン再取り込み阻害薬

（文献 1 より引用）

が合成ステロイド薬投与を受けており, その 10〜20％がステロイド性骨粗鬆症を併発していることが明らかにされている. このような現状を踏まえ, 日本を含む多くの国々でステロイド性骨粗鬆症の管理指針が策定されている[2]. また, 一般市民に対する啓発活動の中でも, 合成ステロイド薬内服は骨粗鬆症の危険因子であることが強調されている.

2. ステロイド性骨粗鬆症の疫学

ステロイド性骨粗鬆症の最大の問題は, 骨折の危険が高まることである. 本症による骨折の好発部位は海綿骨に富む椎体および肋骨であり, さらに大腿骨近位部骨折が臨床的に重要である. 英国の大規模データベース研究である UK-GPRD 研究からは, 内服プレドニゾロン換算にしてわずか 2.5 mg/日以上で非椎体骨の骨折頻度が上昇することが明らかにされている[3]. さらに, 合成ステロイド薬内服による骨折リスクは, 服薬開始後, 早くも 3〜6 か月の時期に上昇することが明らかにされている[3].

合成ステロイド薬による骨障害には性別や年齢による相違は認められないとされているが, その結果として生じる骨折の危険度は対象集団ごとに異なる. すなわち, 女性は男性よりも骨折リスクが高く, 高齢者は若年者よりも骨折リスクが高い[4]. また, 合成ステロイド薬の平均投与量と骨折リスクは相関する傾向が認められる.

原発性骨粗鬆症と比較したステロイド骨粗鬆症の特徴としては, 骨密度がそれほど低下しなくても骨折リスクが高まる点が重要である. 閉経後骨粗鬆症における骨折閾値となる骨密度 T-score は −2.8 であり, この値は我が国の診断基準である T-score −2.5 以下もしくは若年成人平均値の 70％以下をはじめ世界的な骨粗鬆症の診断基準値に近いものである. 一方, ステロイド性骨粗鬆症における骨折閾値の骨密度 T-score は −1.2 であり, 明らかに合成ステロイド薬内服者は骨折しやすいといえる. このような成績から, ステロイド性骨粗鬆症の管理と治療のガイドラインでは, 若年成人平均値の 80％未満の骨密度から骨折リスクが高まることを前提に, 危険因子のスコア化を行うことが推奨されている[2].

一方, 糖質コルチコイドによる骨代謝障害はある程度可逆的であり, 合成ステロイド薬中止後の 1〜2 年で骨折リスクは有意に低下する. しかしながら, 対照群と同レベルまで骨折リスクが低下することは必ずしも期待できないことに注意が必要である.

3. ステロイド性骨粗鬆症の病態

ステロイド性骨粗鬆症の病態は, ① カルシウム出納が負になること, ② 性腺機能を抑制すること, および ③ 骨形成細胞を障害することの3項目からなる. 薬理量の合成ステロイド薬は, 腸管からのカルシウム吸収を低下させ, 腎からのカルシウム排泄を亢進させることにより, 生体のカルシウム出納を負に傾ける. その代償作用として骨からのカルシウムの動員が促進され, 骨密度の低下がもたらされる. また, 薬理量の糖質コルチコイ

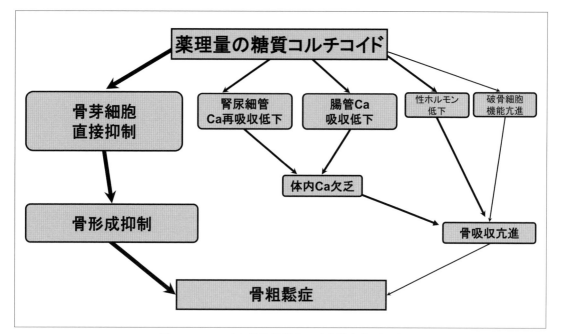

図 1. ステロイド性骨粗鬆症の発症機序（概念図）
薬理量の糖質コルチコイドにより，骨・カルシウム代謝に障害がもたらされる.

ド作用は，性別に関係なく中枢および末梢のいずれにおいても性腺機能を抑制するため，閉経後骨粗鬆症と同様に骨吸収の亢進をもたらし，骨密度の低下をもたらす. さらに，薬理量の糖質コルチコイド作用は骨形成を担う骨芽細胞や骨を構成する細胞である骨細胞の形成を抑制するとともにアポトーシスを促進することから，骨形成を抑制することにより骨粗鬆症をもたらすと考えられている（図1）. 現在，これらの機序の中では，③ が最も重要であるとされており，合成ステロイド薬開始後数か月という非常に早い時期から骨折のリスクが高まる原因とされている.

4. 無菌性大腿骨頭壊死

ステロイド・パルス療法など，合成ステロイド薬を大量に投与した場合，投与後数か月から1年の間に大腿骨頭壊死を生じることがある. 発症早期には股関節痛を認めるものの，単純X線像では変化を認めないことが多い. MRI検査では骨変形のない早期から診断が可能であるため，ステロイドを比較的大量に投与されている患者では，本症を積極的に疑うことが大切である. また，両側性に生じることが多いため，片側で診断されたら積極的な予防策を講じる.

アロマターゼ阻害薬

閉経後乳がんの術後ホルモン療法の第一選択はアロマターゼ阻害薬であり，最近では5年以上の長期にわたり継続されることが一般的となっている. アロマターゼ阻害薬は，脂肪組織を中心とした生体内でのアンドロゲンからエストロゲンへの変換を強力に抑制し，閉経後女性においても血中エストロゲン濃度をさらに低下させる作用を有する. 低いレベルにおいても血中エストラジオール濃度は，閉経後女性の骨代謝に密接に関連しており，その低下と骨密度低下との間には相関が認められる[5]. アロマターゼ阻害薬の開始に伴い，骨密度は次第に低下するのみならず，骨折リスクの上昇が認められる[6].

乳がん治療においては，その骨転移治療のためにビスホスホネート製剤であるゾレドロン酸が使用されることが一般的であり，薬剤性骨粗鬆症の治療においても本薬剤が広く用いられている[7][8]. 標準的な治療法では，6か月ごとにゾレドロン酸4 mgを点滴静注する. 骨密度の変化で評価する場合，アロマターゼ阻害薬の開始と同時にゾレドロン酸を併用することにより，骨密度が一定レベ

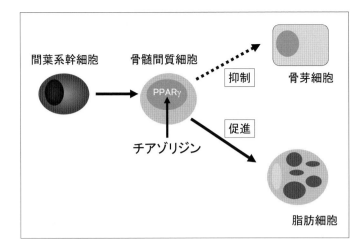

図 2.
チアゾリジン薬による骨芽細胞分化抑制
作用(模式図)
チアゾリジンは骨髄間質細胞の PPARγ を
活性化することにより,その脂肪細胞への分
化を促進し,骨芽細胞への分化を抑制する.

ルまで低下した後にゾレドロン酸を開始するより
も最終的な骨密度低下抑制効果が勝ることが報告
されている[9].

デノスマブもゾレドロン酸と同様に,閉経後骨
粗鬆症のみならず乳がんの骨転移に対する治療と
して広く用いられている.アロマターゼ阻害薬投
与による骨粗鬆症に対するデノスマブの投与法
は,閉経後骨粗鬆症と同様の 6 か月ごとに 60 mg
皮下注で臨床試験が実施されている.ランダム化
二重盲検プラセボ対照比較試験において,デノス
マブは 6 年間にわたり臨床骨折を 50% 減少させる
ことが示されている[10].

前立腺がんに対するアンドロゲン遮断療法(ADT)

前立腺がんの治療として,しばしばアンドロゲ
ン遮断療法(androgen deprivation therapy;
ADT)が選択される.男性においてアンドロゲン
を抑制すると血中のエストロゲン濃度の低下を介
して骨密度の低下がもたらされ[11],骨折リスクが
高まることが知られている.

前立腺がんにおける ADT に対してビスホスホ
ネート製剤とデノスマブによる骨粗鬆症治療が行
われている.これまでの臨床試験では,ビスホス
ホネート製剤(アレンドロネートあるいはゾレド
ロン酸)により骨密度の改善は認められるが,骨
折抑制効果は実証されていない.一方,デノスマ
ブでは 6 か月ごとの 60 mg 皮下注により,3 年間
にわたりプラセボに対して新規椎体骨折が 40%
程度に抑制されることが明らかにされている[12].

チアゾリジン薬

チアゾリジン薬は,脂肪細胞の分化を促進し,
インスリン感受性を高めることにより抗糖尿病作
用を発揮するものと考えられている.骨芽細胞は
脂肪細胞と共通の前駆細胞から分化するため,チ
アゾリジン薬の投与により脂肪細胞への分化が促
進されると,骨芽細胞数の減少と骨形成の低下が
もたらされる(図 2).

糖尿病患者を対象とした大規模臨床試験におい
て,チアゾリジン投与中の女性において,スルホ
ニル尿素薬やメトホルミン投与患者に比して骨折
頻度が高いことが明らかにされている[13].糖尿病
の男性患者ではチアゾリジン薬による骨折リスク
の上昇は報告により結果が一致しないが,女性患
者の骨折頻度に関してはほぼすべての臨床研究で
上昇するとの結果が得られている.

他の経口糖尿病治療薬の骨折リスクに対する影
響については,コンセンサスの得られたものはな
い.ただし,一部の SGLT-2 阻害薬では骨折頻度
の上昇が認められたとする報告があり,今後の臨
床研究の積み重ねが必要である[14].

インスリン治療中の糖尿病患者では多くの観察
研究において骨折リスクの上昇が認められてい
る.これについては,インスリンそのものの問題
というよりは,糖尿病罹病期間,血糖コントロー
ル状態,低血糖による転倒などの因子が関与して
いる可能性が高いと考えられる.

ループ利尿薬

ループ利尿薬はカルシウムの尿中排泄を促進する作用があるため、生体のカルシウム平衡が負に傾く。本薬剤の長期使用は骨折リスクの上昇をもたらすことが報告されている[15]。

その他の利尿薬では、サイアザイドと鉱質コルチコイド受容体拮抗薬にはカルシウム排泄抑制作用が認められ、これらの薬剤の長期内服は骨折頻度を減らすことが報告されている。

ワルファリン

ワルファリンはビタミン K に拮抗して抗凝固作用を発揮する薬剤である。ビタミン K 欠乏は、高齢女性の大腿骨近位部骨折の頻度を高めるとされており、ワルファリン内服患者で骨折リスクが高い[15]ことの原因の 1 つと考えられている。最近頻用されるようになった DOAC（直接作用型経口抗凝固薬）はワルファリンに比べて骨折リスクが低いと報告されている[16]。

その他の薬剤

プロトンポンプ阻害薬（PPI）[17]や選択的セロトニン再取り込み阻害薬（SSRI）[18]の長期内服と骨折リスク上昇との間に相関があると報告されている。PPI では胃内の酸度を低下させることで腸管からのカルシウム吸収を阻害する可能性が示唆されている。SSRI は転倒のリスクとなる可能性が指摘されている。また、SSRI 内服により、高齢者の骨折リスク因子とされる希釈性低ナトリウム血症を高頻度で生じることが知られている。PPI 内服患者でも時に希釈性低ナトリウム血症を認めるので注意を要する。

リハビリテーション実施における注意点

原発性であるか、薬剤に起因する続発性であるかを問わず、骨粗鬆症を原因とする骨折の問題は、そのリスク上昇として考慮せねばならない。骨折は外力が加わることによって生じることから、骨折リスクの上昇に関与する薬剤が処方されている患者においては、転倒や骨に対する不自然な外力の負荷を避けることが望ましい。しかしながら、不意の体位保持困難や転倒などのリスクが高い身体的リハビリテーションを実施する環境において、適切に対応するためには解決の難しい問題が多い。少なくとも、インスリンなど低血糖を惹起し得る薬剤や、ループ利尿薬などの起立性低血圧やふらつきを生じやすい薬剤を内服中の患者に対しては、転倒予防策を十分に講じることが必要であろう。

おわりに

多くの薬剤は、本来期待される作用に加えて様々な副次的な薬理作用を有しており、その中には骨代謝やカルシウム代謝に影響するものも稀ならず存在する。骨粗鬆症が問題となる高齢者は多くの併存疾患を有することが稀ではなく、多数の薬剤が投与されていることが多い。したがって、身体的に脆弱な高齢者、とりわけリハビリテーションを必要とする患者の診療においては、様々な併存疾患に対する処方薬についても配慮を怠らないことが大切である。

他科からの Question

Q. 骨折リスクを高める薬剤を処方されている患者に対して、具体的にはどのように対処すれば良いでしょうか？

A. 骨代謝や骨折リスクに影響しない、もしくは影響が小さいことが知られている代替薬があれば、薬剤の変更を検討します。例えば、チアゾリジン薬であれば、他の経口糖尿病薬への変更を考慮する余地があります。また、ワルファリンについては DOAC への変更を考慮しても良いと考えます。しかしながら、アロマターゼ阻害薬など他の薬剤への変更が困難な場合は、積極的に骨粗鬆症治療薬を併用することも選択肢となります。その場

合には，できる限り，大規模な臨床試験にお
いて効果と安全性が確認されている骨粗鬆
症治療薬を選択することが大切です．

文　献

1) Mazziotti G, et al : Drug-induced osteoporosis : mechanisms and clinical implications. *Am J Med*, **123**(10) : 877-884, 2010. doi : 10.1016/j.amjmed. 2010.02.028

2) Suzuki Y, et al : Guidelines on the management and treatment of glucocorticoid-induced osteoporosis of the Japanese Society for Bone and Mineral Research : 2014 update. *J Bone Miner Metab*, **32**(4) : 337-350, 2014. doi : 10.1007/s00774-014-0586-6

3) Van Staa TP, et al : The epidemiology of corticosteroid-induced osteoporosis : a meta-analysis. *Osteoporosis Int*, **13** : 777-787, 2002.

4) Van Staa TP, et al : Use of oral corticosteroid and risk of fractures. *J Bone Miner Res*, **15** : 993-1000, 2000.

5) van Geel TA, et al : Measures of bioavailable serum testosterone and estradiol and their relationships with muscle mass, muscle strength and bone mineral density in postmenopausal women : a cross-sectional study. *Eur J Endocrinol*, **160**(4) : 681-687, 2009. doi : 10.1530/EJE-08-0702. Epub 2009 Jan 27

6) Goss PE, et al : Extending Aromatase-Inhibitor Adjuvant Therapy to 10 Years. *N Engl J Med*, **375**(3) : 209-219, 2016.

7) Coleman RE, et al : Management of cancer treatment-induced bone loss. *Nat Rev Rheumatol*, **9**(6) : 365-374, 2013.

8) Valachis A, et al : Adjuvant therapy with zoledronic acid in patients with breast cancer : a systematic review and meta-analysis. *Oncologist*, **18**(4) : 353-361, 2013. doi : 10.1634/theoncologist.2012-0261

9) Wagner-Johnston ND, et al : 5-year follow-up of a randomized controlled trial of immediate versus delayed zoledronic acid for the prevention of bone loss in postmenopausal women with breast cancer starting letrozole after tamoxifen : N03CC(Alliance)trial. *Cancer*, **121**(15) : 2537-2543, 2015.

10) Gnant M, et al, Austrian Breast and Colorectal Cancer Study Group : Adjuvant denosumab in breast cancer(ABCSG-18) : a multicentre, randomised, double-blind, placebo-controlled trial. *Lancet*, **386**(9992) : 433-443, 2015.

11) Walsh JS, Eastell R : Osteoporosis in men. *Nat Rev Endocrinol*, **9**(11) : 637-645, 2013.

12) Smith MR, et al, Denosumab HALT Prostate Cancer Study Group : Denosumab in men receiving androgen-deprivation therapy for prostate cancer. *N Engl J Med*, **361**(8) : 745-755, 2009. doi : 10.1056/NEJMoa0809003. Epub 2009 Aug 11

13) Napoli N, et al IOF Bone and Diabetes Working Group : Mechanisms of diabetes mellitus-induced bone fragility. *Nat Rev Endocrinol*, 2016. doi : 10.1038/nrendo.2016.153

14) Egger A, et al : Effects of Incretin-Based Therapies and SGLT2 Inhibitors on Skeletal Health. *Curr Osteoporos Rep*, **14**(6) : 345-350, 2016 Oct 5.

15) Torstensson M, et al : Danish register-based study on the association between specific cardiovascular drugs and fragility fractures. *BMJ Open*, **5**(12) : e009522, 2015.

16) Lau WCY, et al : Association Between Treatment With Apixaban, Dabigatran, Rivaroxaban, or Warfarin and Risk for Osteoporotic Fractures Among Patients With Atrial Fibrillation : A Population-Based Cohort Study. *Ann Intern Med*, **173**(1) : 1-9, 2020. doi : 10.7326/M19-3671

17) Zhou B, et al : Proton-pump inhibitors and risk of fractures : an update meta-analysis. *Osteoporos Int*, **27**(1) : 339-347, 2016.

18) Carrière I, et al : Patterns of selective serotonin reuptake inhibitor use and risk of falls and fractures in community-dwelling elderly people : the Three-City cohort. *Osteoporos Int*, **27**(11) : 3187-3195, 2016.

MB Med Reha **No.255**：51-57, 2020

特集／併存疾患をもつ高齢者の骨折のリハビリテーションのコツ

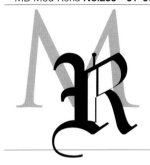

大腿骨頚部骨折：転倒は骨折の原因なのか結果なのか？
―転倒結果仮説：長生きするといずれ立っただけで骨折する―

田口浩之[*1]　高岡達也[*2]

　Abstract　大腿骨頚部骨折の原因は大半が転倒によるものとされている．しかし転倒する前に何らかの原因で骨折していることは日常診療の中でしばしば経験する．よくあるのは高齢者が何日か前から足の付け根を痛がっていたが，あるとき急に立っていられなくなり転倒したというエピソードである．この場合，転倒は骨折の原因ではなく骨折の結果ということができる．
　転倒が骨折の原因なのか結果であるのかを厳密に判定することはできないが，本稿では詳細に問診を行うことによって推測し「転倒が骨折の原因ではなく結果である」人の割合を調査した．その結果，大腿骨頚部骨折患者のうち転倒が骨折の結果である（折れたので転んだ）と推測された人の割合は半数を超えた．
　結果を受けて，転倒結果仮説「長生きをして骨の脆弱性が進むと，いずれ立っただけで大腿骨頚部骨折が発生する日が来る．」を提唱した．
　転倒が骨折の結果である人の割合が高いということになれば，大腿骨頚部骨折の予防対策，患者や家族への説明などに大きな影響がある．

　Key words　大腿骨頚部骨折(femoral neck fracture)，転倒結果仮説(fall down as the result)，脆弱性骨折(vulnerability fracture)

はじめに

　大腿骨頚部骨折の原因は大半が転倒によるものとされている．

　しかし，転倒が骨折の原因だといっている患者の中に，「腰や大腿部はぶつけていないのに不思議だ．」「立っただけなのにどうして転んだのだろう？」などと転んだために骨折したとは考えられない，しかし他に原因がないのだからやはりそうなのだろうと納得している場合がある．

　医療者も「骨折するくらいだから強い外力が加わったに違いない．」「転んだときに強い外力が加わったために骨折するのだ．」と素直に信じているように思う．

　子どもやラグビー選手が転倒のために大腿骨頚部骨折になることは稀である．寝たままでオムツを替えたときに骨折する人もいる．このことを考えると強い外力が加わったために骨折したとする医療者の常識も怪しいように思う．実際，高齢患者にかかわる医療者は明らかな外傷がなく発生する骨折を経験している[1]．

　いろいろと検査を行っても転倒が骨折の原因なのか結果なのかを厳密に確定することは難しい．また大腿骨頚部骨折患者は高齢者が多くコミュニケーションをとりにくい場合がある．しかし丁寧に話を聞いてみると骨折した状況を語ってくれる場合も多い．

　筆者は，患者あるいはその家族に対して詳細な問診を行い，転倒が骨折の原因であるのか，結果であるのかを推測した．

[*1] Hiroyuki TAGUCHI，〒790-8524 愛媛県松山市文京町1　松山赤十字病院リハビリテーション科，部長
[*2] Tatsuya TAKAOKA，同科，理学療法第2課長

脆弱性骨折

　脆弱性骨折とは低骨量が原因で軽微な外力によって発生した非外傷性骨折と定義されている．軽微な外力とは立った姿勢からの転倒かそれ以下の外力である[2]．原因疾患は骨粗鬆症，甲状腺機能亢進症，原発性副甲状腺機能亢進症，性腺機能低下症，がん骨転移，ページェット病，放射線照射後などである[1]．

　脆弱性骨折と似た骨折として，非外傷性骨折，ストレス骨折，疲労骨折[3)4]，特発性骨折[5)6]，spontaneous fracture[7)8]，fatigue fracture[8]などがある．

　また脆弱性骨折の場合転位が少ないと不顕性骨折になりやすく大腿頚部骨折全体に対する不顕性骨折の割合は1%や6%程度との報告がある[9)10]．

　老人の場合，特発性骨折が起こりやすく，日常歩行や移乗動作などで大腿骨頚部骨折が発症する[6)11]．Fujiwara や Sloan らは歩行できる高齢者の場合，特発性骨折は結果ではなく転倒の原因となることがあると述べている[5)12]．

非外傷性骨折の割合

　非外傷性骨折が大腿骨頚部骨折全体に占める割合はいろいろな施設の特徴を反映してばらつきがある．

　忽那らは頚部内側骨折のうち非外傷性骨折の比率が36.8%[13]，小西らは10.7%[4]，Parker らは，股関節骨折のうち spontaneous fracture の比率が7%以上[7]，五十嵐は非外傷性頚部骨折の比率が3.9%以上[14]，Dorne らは0.67%と述べている[8]．

高齢者転倒時の大腿骨頚部骨折メカニズム

　牧川らは「側臥位で大腿が地面と平行になるように転倒し，大転子が下，骨頭が上向きになった場合，上半身の体重が骨頭にすべてかかり，大腿頚部の内側から骨折が起こる．」「前傾姿勢などで転んだ場合，大腿骨頚部骨折は起こらない．」としている[15]．

　牧川の示したメカニズム以外にも転倒時に複雑な力学的モーメントがかかり得ると予想できるが，大腿部を下に側臥位で転んだかどうかは重要である．

調査対象と方法

　対象は最近1年間に当院リハビリテーション科を受診した大腿骨近位部骨折患者163人である．内訳は男性34人（21%），女性129人（79%），平均年齢83歳．内側骨折75人（46%），転子部骨折81人（50%），転子下骨折7人（4%）．70歳未満17人（10%），70歳代34人（21%），80歳代70人（43%），90歳以上42人（26%）である．

　患者あるいはその家族に対して詳細な問診を行った．例えば筆者が，「転んだから折れたと言っている人の中には立っただけで骨が折れて，その後転んだ人もいるのです．」と話し，それに対して患者や家族が，「腰や大腿部はぶつけていないのに不思議に思っていた．」だとか「立っただけなのにどうして転んだのだろう？不思議だったが納得できた．」などと返答されることがあった．そのように答えた人は転倒が骨折の結果であった可能性が強いと疑った．さらに，「普段から頻繁に転ぶか？」「大腿部に強い衝撃があったか？」「転んだときにお尻が下になり股関節の上に体重がかかったか？」などを詳しく聞いて転倒が骨折の原因であるのか結果であるのかを推測した．

転倒が骨折の結果であると
推測された患者の割合

　転倒が骨折の結果［① 骨折して転倒］である患者の割合は，55%であった（**図1-a**）．女性では62%（**図1-b**），男性では32%（**図1-c**）であった．

　小松らは，「高齢者の大腿骨近位部骨折のほとんどが，転倒により発生することは古くより知られている．しかし，その転倒の病態はいまだ十分に解明されていない．」[16]と述べている．従来，「高齢者が転倒すると転倒の衝撃で大腿骨頚部に強い力が加わり，骨粗鬆症で弱った骨が耐え切れずに骨折する．」と漠然と考えられてきたようだ．

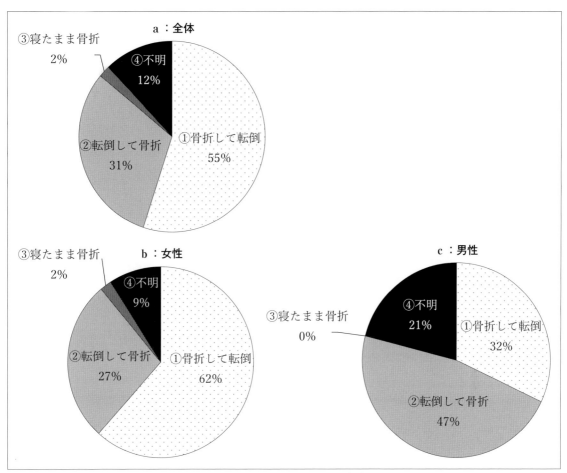

図 1. 骨折して転倒した人の割合

転倒が骨折の結果である［① 骨折して転倒］患者の割合は全体では 55％であった(a)．女性では 62％であった(b)．男性では 32％であった(c)．転倒により発生したと考えられていた高齢者の大腿骨頚部骨折の半分以上が，実は転倒する前に骨折していた．女性では特にその傾向が顕著であった．

　もし強い外力が骨折の主な原因であるならば，高齢者の大腿骨骨折のほとんどが頚部に集中しているのは異常な現象である．転倒の仕方は人それぞれ違うので，強い外力がかかる部位もそれぞれ違うはずである．強い外力が骨幹部にかかった場合は骨幹部骨折，顆部にかかった場合は顆部骨折というように頚部以外の場所の骨折の比率がもっと多いと予想できる．実際若者の大腿骨骨折は大腿骨頚部に集中しているわけではない．これらのことから高齢者の大腿骨近位部骨折の主な原因は強い外力ではなく大腿骨頚部の脆弱性であると考えた．

　大腿骨近位部には 130°程度の頚体角がある．立位時にはてこ作用で体重の数倍の力が大腿骨頚部に剪断力として働く．

　立位から転倒した場合，大腿骨を下にして横向きに転ぶと大腿骨頚部には上半身の体重が剪断力として働き，強い衝撃がなくても骨折する．

　大腿骨は人体最長の骨で骨径部より近位の体重を強固に支えている．しかし加齢とともに骨密度が低下し，いずれは体重を支える予備能力がなくなる．大腿骨頚部の頚体角のてこの作用によって，体重の数倍程度の力に耐えられなくなると立っただけで頚部骨折が発生する．

　そうなる前でも脆弱性が進んでいると大腿骨を下敷きに横向きに転倒すると頚部骨折が発生する．

　「脆弱性がある程度進んでくると，特定の体位での転倒で骨折する［② 転倒して骨折］．転倒骨折せずにいても脆弱性が体重の数倍程度を支えられなくなると立っただけで骨折するようになる［①

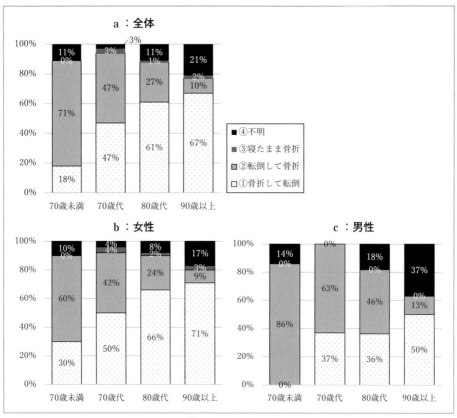

図 2. 年齢による割合の変化

転倒が骨折の結果[① 骨折して転倒]の割合は, 70 歳未満では 18%, 70 歳代では 47%, 80 歳代では 61%, 90 歳以上では 67% であった(a). 年齢が高くなるにしたがって転倒が骨折の結果である患者の割合は大きくなった. 女性では 70 歳未満 30%, 70 歳代 50%, 80 歳代 66%, 90 歳以上 71% と特にその傾向が顕著であった(b).

骨折して転倒].」という大腿骨頚部の自然経過(転倒結果仮説)を考案した.

女性では男性に比べて[① 骨折して転倒]の割合が多かった. 女性のほうが男性よりも大腿骨近位部の脆弱性が著しいことが原因であると推測した. 転倒により発生したと考えられていた高齢者の大腿骨頚部骨折の半分以上が, 実は転倒する前に骨折していた.

年齢による転倒が骨折の結果であると推測された患者の割合の変化

転倒が骨折の結果[① 骨折して転倒]の割合は 70 歳未満では 18%, 70 歳代では 47%, 80 歳代では 61%, 90 歳以上では 67% であった(**図 2-a**). 年齢が高くなるにしたがって転倒が骨折の結果である患者の割合は大きくなった. 女性では 70 歳未

満 30%, 70 歳代 50%, 80 歳代 66%, 90 歳以上 71% と特にその傾向が顕著であった(**図 2-b**).

年齢を重ねると日に日に骨粗鬆症が進行する. ある日, 脆弱性が限界値に到達し, 立ったときに骨折して転倒する[① 骨折して転倒]. 長生きすればいずれはその日を迎える. その日を迎える前に骨折体位で転倒すると骨折する[② 転倒して骨折].

X 線上の骨粗鬆症の有無

股関節周辺 X 線上の明らかな骨粗鬆症は, [① 骨折して転倒]では 86%. [② 転倒して骨折]では 71% に認めた(**図 3-a**). いずれの群でも大半に明らかな骨粗鬆症を認めた. その比率は[① 骨折して転倒]で大きかった. 明らかな骨粗鬆症がある場合[① 骨折して転倒]が 60%, 明らかでない場合は 41% であった(**図 3-b**).

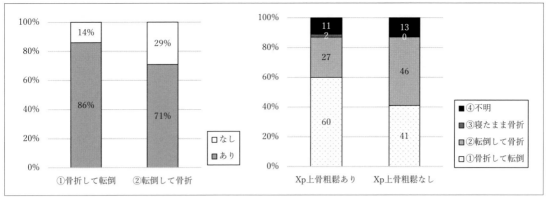

a | b

図 3. X線上の骨粗鬆症の有無

股関節周辺X線上の明らかな骨粗鬆症は[① 骨折して転倒]では86%，[② 転倒して骨折]では71%に認めた(a)．いずれの群でも大半に明らかな骨粗鬆症を認めた．その比率は[① 骨折して転倒]で大きかった．明らかな骨粗鬆症がある場合[① 骨折して転倒]が60%，明らかでない場合は41%であった(b)．

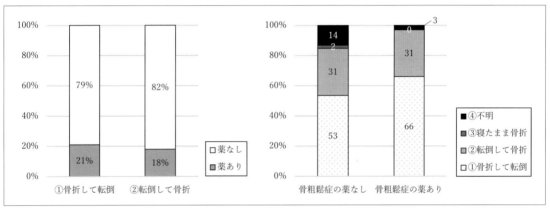

a | b

図 4. 骨粗鬆症治療薬の有無

[① 骨折して転倒]では21%が骨粗鬆症治療薬を服用，[② 転倒して骨折]では18%が服用していた(a)．骨粗鬆症治療薬を服用していない人では[① 骨折して転倒]が53%，[② 転倒して骨折]が31%だった．服用していた患者では66%，31%であった(b)．骨粗鬆症治療薬の服用の有無と「転倒が骨折の原因なのか結果なのか？」との関係は不明である．骨粗鬆症治療薬で治療を行っても，いずれは脆弱性の限界に到達し骨折に至ると推測した．

骨粗鬆症治療薬の有無

[① 骨折して転倒]では21%が骨粗鬆症治療薬を服用，[② 転倒して骨折]では18%が服用していた(**図 4-a**)．骨粗鬆症治療薬を服用していない人では[① 骨折して転倒]が53%，[② 転倒して骨折]が31%だった．服用していた患者では66%，31%であった(**図 4-b**)．

骨粗鬆症治療薬の服用の有無と「転倒が骨折の原因なのか結果なのか？」との関係は不明である．骨粗鬆症治療薬で治療を行っても，いずれは脆弱性の限界に到達し骨折に至ると推測した．

転倒が骨折の結果であると 推測された患者の骨折の引き金

転倒が骨折の結果[① 骨折して転倒]である患者の，骨折の引き金になった行為の内訳は，立ち上がったとき34%，滑ったとき32%，歩き始めたとき20%，つまずいたとき14%であった(**図 5**)．いずれも立位での受傷で，体重による重力が大腿骨頚部に剪断力として働き，骨折に至ったものと推測した．

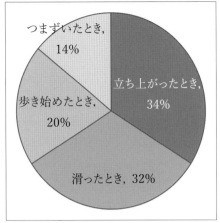

図 5. 骨折して転倒した患者の骨折の引き金

[① 骨折して転倒]患者の骨折の引き金になった行為の内訳は，立ち上がったとき34%，滑ったとき32%，歩き始めたとき20%，つまずいたとき14%であった．いずれも立位での受傷で，体重による重力が大腿頚部へ剪断力として働き，限界値を超えたために骨折に至ったものと推測した．

骨折の部位による違い

骨折の部位別では，頚部内側骨折で[① 骨折して転倒]の割合は52%，転子部骨折では59%，転子下骨折では43%であった（**図6-a**）．骨折の部位別では，[① 骨折して転倒]では頚部内側骨折が43%，転子部骨折が54%，転子下骨折が3%，[② 転倒して骨折]では頚部内側骨折が53%，転子部骨折が41%，転子下骨折が6%であった（**図6-b**）．

非外傷性骨折は，大半が頚部内側骨折になる[4)13)]と報告されているが，[① 骨折して転倒]患者には，転子部骨折も内側骨折と同比率以上認められた．脆弱性が著しくなれば転子部でも骨折する．

考 察

大腿骨頚部骨折の主要な原因は強力な外力ではなく骨の脆弱性であると考えた．

転倒結果仮説として「ある程度脆弱性が進行してきた場合大腿骨を下敷きに横向きに転倒すると頚部骨折が発生する[② 転倒して骨折]．さらに脆弱性が進み体重の数倍程度の力に耐えられなくなると，立つなど体重がかかっただけで骨折が起こる[① 骨折して転倒]．歩けなくなってさらに脆弱性が進むと動かしたときに骨折する[③ 寝たまま骨折]．」を提唱した．

長生きをして，骨の脆弱性が体重の数倍程度にまで進行すると立っただけで大腿骨頚部骨折は起こる．骨粗鬆症の薬で脆弱性を改善できるのであ

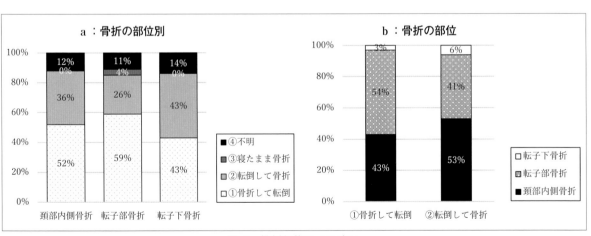

図 6. 骨折部位による違い

骨折の部位別では頚部内側骨折で[① 骨折して転倒]の割合は52%，転子部骨折は59%，転子下骨折は43%であった(a)．[① 骨折して転倒]の骨折部位は内側骨折が43%，転子部骨折が54%，転子下骨折が3%，[② 転倒して骨折]では内側骨折が53%，転子部骨折が41%，転子下骨折が6%であった(b)．脆弱性が著しくなれば転子部でも骨折する．

れば大腿骨頚部骨折の発生を先延ばしできるかもしれない.

　大腿骨頚部骨折は，実際にお世話をしている人や訓練中の理学療法士が転倒を予防できなかったのが責任だとする風潮が一部にはある．転んだのが骨折の結果であるとすると，どれだけ転倒しないように注意していても立っただけで骨折するのでは防ぎようがない．間違った常識に基づいた無責任な責任追及は理不尽ではないかと思う.

　大腿骨頚部骨折患者のうち転倒により受傷した患者の割合は80～90％と考えられている．しかし，本調査では転倒が原因ではなく結果である患者の割合が半分以上であった．以前からの常識はなかなか変えることはできないが先入観にとらわれず，本当のことを明らかにして知ることは大切なことだと思う.

結　論

　大腿骨頚部骨折患者のうち，[転倒が骨折の結果]の割合は半数以上であった．その傾向は高齢になるほど，また女性で顕著であった.

- 大腿骨頚部は加齢に伴い以下のような経過をたどる（転倒結果仮説).
- 大腿骨頚部の脆弱性が進行すると，特定の体位で転倒したときに骨折する.
- さらに脆弱性が進むと，立っただけで骨折する.
- 歩けなくなってさらに脆弱性が進むと，動かしたとき骨折する.
- 歩ける人の高齢化が進むと，[転倒が骨折の結果]の割合がますます大きくなると予想される.

文　献

1) 福間誠之：特別養護老人ホームでみられた脆弱性骨折．洛和会病院医学雑誌，**26**：51-55，2015.
　Summary　特別養護老人ホームで日常生活援助をしている間に明らかな外傷もなく脆弱性骨折が発症した.

2) 宗圓　聰ほか：原発性骨粗鬆症の診断基準．*Osteoporosis Japan*，**21**：9-21，2013.

3) 坂井田　稔：大腿骨頚部 Stress fracture の検討．日関外誌，**7**：247-255，1988.
　Summary　高齢者は日常歩行によって大腿骨頚部骨折を発症することがある.

4) 小西一生ほか：非外傷性大腿骨頚部内側骨折の検討．整形外科と災害外科，**42**：782-785，1993.

5) Fujiwara S：Importance of raising awareness about spontaneous insufficiency fractures in the bedridden elderly. *Int J Clin Rheumatoid*，**5**：395-397，2010.
　Summary　歩行できる高齢者では特発性骨折は結果でなく転倒の原因となることがある.

6) Sherman FT："Transfer" and "Turning" fractures in nursing home patients. *Am J Med*，**91**：668-669，1991.

7) Parker MJ, et al：Spontaneous hip fractures. *Acta Orthop Scand*，**68**：325-326，1997.

8) Dorne HL, et al：Spontaneous Stress Fractures of the Femoral Neck. *AJR*，**144**：343-347，1985.

9) 普天間朝拓ほか：X 線で診断困難な大腿骨近位部骨折についての考察．整形外科と災害外科，**69**：51-55，2020.

10) 野口蒸治ほか：当院における大腿骨近位部不顕性骨折の検討．整形外科と災害外科，**69**：42-44，2020.

11) Griffiths WEG, et al：Experimental Fatigue Fracture of the Human Cadaveric Femoral Neck. *JBJS*，53-B：136-143，1971.

12) Sloan J, et al：Fractured neck of the femur：the cause of the fall? *Injury*，**13**：230-232，1981.

13) 忽那龍雄ほか：慢性関節リウマチ患者における大腿骨頚部骨折．日関外誌，**7**：109-117，1988.

14) 五十嵐三都男：老年者の大腿骨頚部骨折．第36回日本老年医学会総会記録，**32**：15-19，1995.

15) 牧川方昭ほか：高齢者の転倒と大腿骨折のバイオメカニクス．日本セーフティプロモーション学会誌，**6**：1-7，2013.
　Summary　高齢者が転倒するとき，大腿が地面に平行になるように尻を下に転んだ場合頚部に大きな力がかかり内側骨折が発生する．前傾姿勢で転んだ場合は大腿骨は骨折しない.

16) 小松泰喜ほか：転倒予防による大腿骨近位部骨折予防．*MB Med Reha*，**84**：8-14，2007.

日常診療で役立つ「足関節ねんざ症候群」の解説書！

足関節ねんざ症候群
―足くびのねんざを正しく理解する書―

編集 高尾昌人（重城病院 CARIFAS 足の外科センター所長）

2020 年 2 月発行　B5 判　208 頁　定価（本体価格 5,500 円＋税）

最新の「足関節ねんざ症候群」の知識をわかりやすく整理し、実地医療に重点を置いてまとめた一書！
知識のアップデートに役立つ本書をぜひお手に取りください！

主な目次

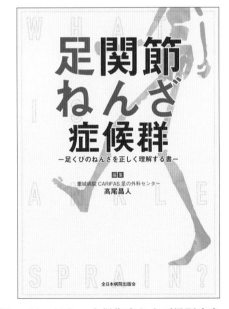

 全日本病院出版会　〒113-0033 東京都文京区本郷 3-16-4　Tel：03-5689-5989
www.zenniti.com　Fax：03-5689-8030

MB Med Reha **No.255**：59-72, 2020

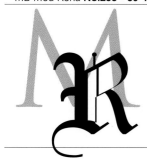

特集／併存疾患をもつ高齢者の骨折のリハビリテーションのコツ

高齢者の骨折後のリハビリテーションと二次骨折予防
―転倒・骨折の低減をめざして―

辻　王成*1　野村一俊*2

Abstract　高齢者は骨折を契機に生活が一変することは珍しくなく，不幸にも骨折で入院した場合には，可及的速やかにリハビリテーションを開始し，ADL を可能な限り受傷前レベルまでの回復を目指すと同時に，二次骨折予防も早期に開始する必要があり，治療の導入は医療者側の責務と考える．二次骨折予防の薬物療法の導入には，データベースやシステムを構築し組織的に行うことで，対象患者を正確に把握でき，検査や治療の導入がスムーズになる．また，治療継続には「骨粗鬆症治療の意義」を患者や家族に理解してもらえるよう，多職種からの啓発が必要となる．転倒予防に対する運動療法の継続率の向上を目的に，運動実施の確認や評価を行え，患者が運動に興味が持てるようなツールを作成し活用を開始した．OLS チームだけでなく，骨折で入院した患者にかかわる医師・医療スタッフが「骨折した患者に二次骨折予防は当たり前」の意識となり，多職種連携で骨折の低減を実現したい．

Key words　骨粗鬆症(osteoporosis)，運動療法(therapeutic exercise)，薬物療法(drug therapy)，二次骨折予防(secondary fracture prevention)

はじめに

　日本は諸外国に例をみないスピードで高齢化が進んでおり，今後も高齢者の人口は増加し続けることが予想される．厚生労働省は2025年を目途に高齢者の尊厳の保持と自立生活の支援の目的のもとで，可能な限り住み慣れた地域で，自分らしい暮らしを人生の最期まで続けることができるよう，住まい・医療・介護・予防・生活支援が一体的に提供される地域包括ケアシステムの構築を推進している．

　しかし，高齢者の骨折はそれを契機に急激なADL の低下をもたらし，生命予後にも悪影響を及ぼす．もともと身体機能の低下した高齢者が骨折で入院すると，骨折の影響のみならず入院期間の長期化で運動機能，認知機能のさらなる低下が生じ，退院後の生活の場の変更を余儀なくされる

ことはよく経験する．家族は慌ただしく対応を迫られ，何より患者にとっては人生の後半で住み慣れた家や地域での生活が叶わなくなることは口惜しいことである．

　運動疾患を扱う我々の役割は，骨折後のリハビリテーションで ADL を可能な限り受傷前のレベルに回復させ在宅復帰を目指し，受傷後早期に骨折の原因である骨粗鬆症の治療にも取り組み，院内外の多職種連携を駆使して次の骨折を予防(二次骨折予防)し，高齢者の自立した生活を支援することである．

高齢者の転倒・骨折予防

1．脆弱性骨折

　転倒・骨折は我が国における健康寿命の延伸の妨げとなり，要支援，要介護の主要因である．高齢者の骨折は転倒などの軽微な外力で容易に発生

*1 Osei TSUJI，〒861-8072 熊本県熊本市北区室園町 12-10　朝日野総合病院整形外科，副センター長
*2 Kazutoshi NOMURA，同病院，院長

する病態で「脆弱性骨折」と表現される．転倒や脆弱性骨折は加齢の一側面として捉えられ，高齢者は誰もが常にその危険に晒されている．部位にかかわらず骨折の主原因は転倒である[1]．Klotz-buecher らの疫学研究に対するメタアナリシスでは，前腕骨折の既往を有するものは前腕，椎体，大腿骨近位部骨折のリスクをそれぞれ3.3倍，1.7倍，1.9倍に上昇させる．また椎体骨折の既往を有するものは前腕，椎体，大腿骨近位部骨折のリスクをそれぞれ1.4倍，4.4倍，2.3倍に上昇させる．このように一度骨折を起こすと部位の関係なく次の骨折を起こしやすくなる．閉経後女性を対象とした大規模臨床研究において，すべての臨床骨折発生後，相対死亡リスクは約2倍増大し，特に大腿骨頸部骨折後の死亡リスクが6.7倍，椎体骨折後の死亡リスクが8.6倍に増大したとの結果が出ている[2]．すなわち高齢者の脆弱性骨折はADL，QOLを低下させるのみならず生命予後にも大きな影響を及ぼす．

2．転倒リスク

転倒のリスク因子には，本人の特性に関連する内因性リスク（バランス障害，筋力低下，視力障害，認知障害など）と環境などの外因性リスク（床や手すり，段差，照明の有無）に分けることができ，転倒は多因子により引き起こされるのが特徴である．Tinetti らは，米国の地域高齢者を対象にした33のコホート研究から独立した転倒の内因性リスク因子を調査している．転倒リスクは，①過去の転倒歴，②バランス能力の低下，③筋力低下（上肢または下肢）の順に影響を受けている．また，転倒の年間の発生率は65歳以上の地域高齢者の1/3程度であった[3]．一方，我が国の報告では10～20％前後である[4]~[6]．しかし，通所介護施設を利用する65歳以上の高齢者8,335名（平均年齢82.2±7.4歳）を対象に行った転倒と骨折の発生状況の調査では，過去1年間の転倒率は2,109名（25.3％）とさらに高く，転倒を経験した者のうち骨折した者は204名（9.7％）であった．この調査は過去1年を振り返り記憶に頼っての調査であるこ

と，X線撮影による診断なされていたかは不明であり，転倒・骨折いずれにおいても発生頻度を過小評価している可能性がある[7]．

当院では2014年1月より二次骨折予防に取り組んでいるが，そのデータベースから2014～19年までの6年間で骨折を契機に入院した患者数とその受傷原因をグラフに示す（図1-a）．いずれの年も骨折の原因の50％以上は屋内の転倒・転落と最も多く，70％以上を屋内・外の転倒・転落が占めている．次に2017～19年の年代別の骨折の原因をみると，屋内転倒・転落は年齢が高くなるに従いその割合は直線的に増加し，70歳代で40％，80歳代で55％，90歳代では70％以上を占めるに至る（図1-b）．Lord らの65歳以上の地域在住高齢女性を対象にした報告でも，屋内での転倒者数は年齢とともに増加すると報告している[8]．転倒の要因は多岐にわたるが，高齢者の骨折を予防するには，その原因の多くを占める転倒の予防を，転倒が増加する年代の前から取り組む必要があると考える．

3．運動療法による転倒予防の効果

運動療法による転倒予防の効果であるが，Gillespie らによる高齢者を対象としたメタアナリシスでは，バランス訓練と下肢筋力訓練を含む複合運動を行った場合，有意に転倒率が減少した（rate ratio（RaR）：0.71，95％CI：0.63～0.82）．しかも，グループで行っても1人で行っても効果があった．しかし，1種類の運動のみでは効果は示されなかった[9]．El-Khoury らもバランス，柔軟性，筋力向上を目指した複合運動で中等度以上の外傷を伴う転倒は有意に減少した（Hazard Ratio（HR）：0.81，95％CI：0.67～0.91）と報告している[10]．

骨密度が高くなれば骨折のリスクは減少することは知られている．運動療法の骨密度に対する効果であるが，Howe らのメタアナリシスでは，4,320名の閉経後女性を対象とした43のRCTで，大腿骨頸部に対しては非荷重の下肢レジスタンストレーニングが，腰椎に対しては複合運動が最も

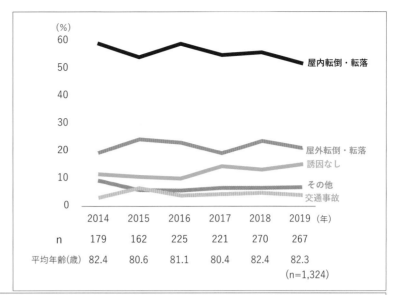

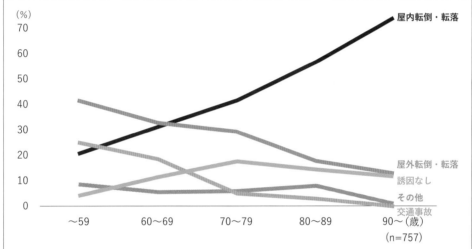

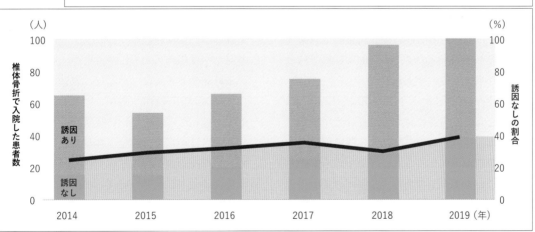

a
b
c

図 1. 骨折の受傷原因と椎体骨折に対する非外傷性骨折の割合の推移
　a：骨折を契機に当院に入院した 50 歳以上の患者の主な受傷原因（2014〜19 年）
　b：3 年間の年代別にみる骨折の受傷原因（2017〜19 年）
　c：椎体骨折の受傷原因に占める「誘因なし」の割合の推移（2014〜19 年）

有効であったとしている[11]．Zhao らは 24 の閉経後骨粗鬆症女性 1,769 名を対象とした研究のメタアナリシスでハイインパクトトレーニングまたは荷重負荷運動を組み合わせた漸増的レジスタンストレーニングが大腿骨頚部および腰椎骨密度を有意に増加させたと報告している[12]．また Watson らは閉経後女性 101 名を対象として，高強度レジスタンス＆インパクトトレーニング（high-intensity resistance and impact training；HiRIT）による骨密度と身体改善の効果を報告している．コントロール群と比較して腰椎，大腿骨頚部の骨密度の向上（腰椎骨密度（lumbar spine bone mineral density；LS BMD）：2.9±2.8%，大腿骨頚部骨密度（femoral neck bone mineral density；FN BMD）：0.3±2.6%），下肢伸筋筋力，背筋筋力の増強，TUG テストなど全機能パフォーマンス評価でも優れていた[13]．これは専門家の指導下で 1 回 30 分，週 2 回，8 か月間，レジスタンストレーニングとインパクトトレーニング（懸垂・ジャンプ・着地）を行うのだが，その負荷量は 1 repetition maximum（RM：最大反復回数）の 85% と高重量であり，対象患者の平均年齢は 65±5 歳，平均体重も 63 kg であり，当院に骨折で入院する平均年齢 80 歳以上の高齢者に実施することは不可能である．やはり，高齢者の二次骨折予防では薬物療法を軸とし運動療法の主たる目的は転倒予防とするのが妥当であると考える．

運動療法の安全性についてであるが，Gold らは椎骨骨折を有する患者に対する運動介入中，腹臥位の運動で肋軟骨骨折や仰臥位から腹臥位になる際に肋骨骨折が発生し，さらに評価中にも骨折が起こったことを報告しており[14]，個々の患者の運動能力，認知機能の評価を行い，運動に伴う危険性を考慮し運動を推奨すべきであり，また，実施する際には転倒や骨折のリスクが高い高齢者には運動時の安全に十分な配慮が必要である．

骨粗鬆症性椎体骨折（osteoporotic vertebral fracture；OVF）のリハビリテーション

脊椎椎体骨折は骨粗鬆症による脆弱性骨折のうち最多のものであり，腰痛症の原因ともなる．50 歳女性が一生のうちに脊椎椎体骨折を起こす確率は約 40%，有病率は 60 歳代では 8～13%，70 歳代では 30～40% と推計されている．

OVF に対する治療は基本的に体幹装具を用いた保存治療が第一選択となる．疼痛が強い受傷直後は床上安静が必要であるが，特に高齢者では長期臥床による廃用症候群からの ADL の低下を防がなければならない．しかしながら OVF の初期保存療法には一定の見解がなく，装具の種類や安静期間については確立されていないのが現状である[15]．固定装具を装着し可及的に早期離床を進めたいが，装具の採型作製は毎日可能ではなく，装具の採型も疼痛のため困難な場合もあり，通常は採型から完成まで数日間を要する．

1．当院での取り組み

当院では体幹装具として軟性コルセット（ダーメンコルセット）を採型し，作製後に装着し疼痛に応じて座位そして離床へと進めていたが，OVF で入院の患者の平均年齢は 80 歳を超えており，高齢者においては数日のリハビリテーションの開始の遅れが受傷前の ADL の再獲得に影響を与えている可能性を考えた．そこで，義肢装具製作所からサイズ（固定範囲，胴回り）の異なる軟性コルセット（以下，臨時装具）の提供を受け，可能な限り入院当日から骨折部位，体型に合った装具で外固定し可及的速やかに離床を開始し，装具完成後は自身の装具に交換する取り組みを 2017 年から開始したのでその結果を以下に示す[16]．

対象は 2013 年 10 月～2017 年 7 月までの期間に入院加療となった OVF 患者で受傷前に実用歩行が可能であった 97 例（男性 22 例，女性 75 例，平均年齢 81.5 歳）とした．臨時装具を入院後 2 日以内に装着し離床した群（E 群：58 例）と義肢装具士による装具作製後に装具を装着し離床した群（C

群：39 例）の 2 群に分けた．患者背景として，年齢，性別，受傷原因（転倒の割合），骨折部位（胸椎，胸腰椎移行部，腰椎），既存の椎体骨折の個数（0，1，2，3 以上），受傷前の歩行レベル，認知症の有無，body mass index（BMI），大腿骨頚部骨密度（FN BMD），受傷から入院までの期間（日数）とした．また検討項目は鎮痛薬の使用率，入院後から端座位獲得および受傷前の歩行レベルの獲得までの期間（日数），受傷前の歩行レベルを獲得できなかった割合，入院後 4 週後の骨折した椎体の圧潰率とした．患者背景と結果を**表 1，図 2** に示す．患者背景では有意差はなく，早期にコルセットを使用し疼痛に応じて離床を進めた群のほうが有意に端座位，受傷前の歩行形態獲得までの期間が短く，入院後 4 週と期間は短いが椎体の圧潰率には有意差を認めなかった．

2．エビデンス

Kishikawa は受傷後 2 週間の床上安静（非荷重）を行うことで椎体の圧潰率の軽減や骨癒合の有効性示している[17]．また柴尾らは受傷初期 2 週間の厳密な入院での床上安静（廃用予防のため早期から可能な下肢筋力トレーニングを行い）とし，その後のジェット型硬性体幹装具装着による保存療法で，受傷前に実用歩行ができていた症例のうち 98.6% は退院時に実用歩行を獲得できたことを報告している[18]．一方，日本整形外科学会が中心となり行われた多施設共同前向き無作為化試験の結果では，受傷後 3 週間の床上安静を行っても椎体変形は予防できず偽関節発生にも差がないと報告されており，早期離床を妥当としている[19]．Hoshino らが行った前向きコホート研究の結果では一般的保存介入因子（硬性装具，軟性装具，市販既製装具，鎮痛剤，ビスホスホネート，入院）はその患者の中期予後（受傷 6 か月時点での骨癒合や椎体変形，ADL，QOL，疼痛）に影響がないことが示されている[20]．偽関節のリスクの診断としてMRI T2 強調画像の矢状断で椎体内限局型高信号もしくは椎体内広範囲性低信号であることが知られており[21]，経時的に疼痛の改善がみられない例

には手術の検討が必要となる．実際の臨床では，高齢者が疼痛のため臥床していても短期間に椎体の変形が比較的早期に進行することは珍しくなく，受傷の外力にそれほど差がないと仮定すれば，その後の圧潰の進行は受傷時の骨強度など患者の内因的要素によって，もはや決定されているのではないかとも感じられる．

3．理学療法士への調査から

OVF のリハビリテーションは理学療法士による ADL 訓練が主となるため，今回の調査では理学療法士 30 名に対するアンケートも同時に実施した．その結果，「早期に臨時のコルセットを使用することにより離床に対しての不安がなくなった」（100%），「早期からのコルセット装着は患者の疼痛軽減に効果がある」（94%），「運動療法の役割が明確となった」（76%）などコルセットを早期に使用することにより運動療法を開始することに対する不安が取り除かれたことが示された．患者の痛みに応じてリハビリテーションを進める場合，理学療法士にその判断が委ねられるケースも少なくない．今回の調査で座位や歩行獲得までの期間が短縮したことは，理学療法士の意識変化もリハビリテーションの進度に影響を与えた可能性を示唆している．医師は患者の身体所見，画像所見，身体能力やエビデンスを考慮し，理学療法士とコミュニケーションをとり，患者個別に受傷後の経過時期による目標を明確に示すことが肝要である．

大腿骨近位部骨折の術後リハビリテーション

1．医療費と ADL の低下

大腿骨近位部骨折は高齢者に発生し，手術による早期離床が治療の原則である．早期離床をはかっても，受傷前の ADL レベルや併存症・合併症により在宅復帰まで長期間を要することが多いため，急性期病院では回復期リハビリテーション病院との連携，ケアミックス病院では一般病棟と回復期リハビリテーション病棟や地域包括ケア病棟との連携で行われている．急性期病院と回復期

表 1.
OVF で入院後，臨時装具を入院後 2 日以内に装着し離床した群（E 群：58 例）と装具作成後に装具を装着し離床した群（C 群：39 例）の患者背景

項　目	E 群(n=58)	C 群(n=39)	P 値	
平均年齢 [歳]	81.9±7.1	81.1±7.0	0.71	＊
性別			0.33	＊＊
女性	47	28		
男性	11	11		
受傷原因			1	＊＊
転倒・転落	26	17		
その他	32	22		
骨折部位			0.84	＊＊
胸椎	8	7		
胸腰椎移行部	41	26		
腰椎	13	9		
既存椎体骨折数			0.78	＊＊
0	19	16		
1	15	10		
2	8	3		
3 以上	16	10		
骨折前の歩行レベル			0.21	＊＊
独歩	28	20		
杖歩行	18	16		
歩行器歩行	12	3		
認知症			1	＊＊
あり	46	31		
なし	12	8		
BMI	21.8±3.6	21.6±5.1	0.35	＊
大腿骨頚部骨密度(FN BMD)	0.47±0.1	0.47±0.1	0.52	＊
受傷から入院までの期間 [日]	3.91±6.2	4.77±7.4	0.47	＊

　＊：Mann-Whitney U test
　＊＊：Fisher's exact test

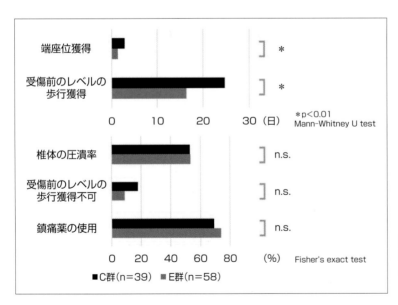

図 2.
OVF で入院後，コルセット装着時期の違いによる臨床経過の相違

病院との連携には情報の共有，医療の継続性が重要であり，地域連携クリティカルパスが活用されている．地域連携クリティカルパスは，2006 年 4 月の診療報酬改定で，大腿骨頚部骨折を対象疾患として地域連携診療計画管理料，地域連携診療計画退院時指導料が新設され全国的に広がり，医療連携に重要な連携医療機関の顔と顔がみえる関係構築，診療計画・診療結果の共有に大きな役割を

果たしてきた[22].

スムーズな術後リハビリテーションを行うためには術後リハビリテーションの標準化が必要である. そのためには診療ガイドラインが重要である. 日本整形外科学会大腿骨頚部/転子部骨折診療ガイドラインでは, 術後リハビリテーションについて以下の項目が記載されている[23].

1）大腿骨頚部骨折骨接合術の早期荷重について

- 非転位型骨折では, 早期荷重による合併症は少なく, 早期荷重を推奨する. [Grade C(行うことを考慮しても良い)]
- 転位型骨折でも, 固定性が良好であれば, 早期荷重を試みても良い. [Grade C(行うことを考慮しても良い)]

2）大腿骨転子部骨折術後の早期荷重について

- 整復・内固定が良好であれば, 早期荷重は可能である. [Grade C(行うことを考慮しても良い)]

3）栄養介入について

栄養介入により大腿骨近位部骨折患者の死亡率の低下・血中蛋白質量の回復・リハビリテーション期間の短縮が期待できる. [Grade B(行うよう推奨する)]

4）術後せん妄について

せん妄は術前よりみられ, 術後に増加する. 男性, 低酸素血症, 周術期の血圧の低下, 電解質異常, 感染の合併, 薬剤, 代謝異常, 脳血流量低下などとの関連が指摘されている. 血圧の低下を防止し, 電解質レベルを正常範囲内で維持するよう努め, 術後に酸素投与を行うことが重要である. せん妄は術後のリハビリテーションを妨げ, ADL獲得の障害となることが多いため, その予防に努めるとともに, 併発した場合には, 専門家の対応を受けることが勧められる.

5）術後合併症について

術後合併症としては精神障害が最も多い. 術後内科的合併症としては肺炎や心疾患が多い. 我が国においては, 入院中の死亡原因となる合併症として肺炎が30〜44％で最も多い.

6）退院後リハビリテーション, 骨折予防について

- 退院後のリハビリテーションの継続は有効である. [Grade B(行うよう推奨する)]
- 術後最低6か月程度は, リハビリテーションを行うべきである. [Grade B(行うよう推奨する)]
- 大腿骨頚部/転子部骨折を生じた患者は, 対側の大腿骨頚部/転子部骨折のリスクが明らかに高いことから骨粗鬆症治療や転倒予防対策を講じることが望ましい. [Grade B(行うよう推奨する)]
- 薬物療法は大腿骨頚部/転子部骨折の予防に有効である. [Grade A(行うよう強く推奨する)]
- 運動療法は転倒予防には有効である. 一方, 骨折予防については不明である. [Grade A(行うよう強く推奨する)]

オーバービューパスである地域連携クリティカルパスは, 診療ガイドラインを十分に参考にして作成し, 適用時には個々の症例に応じた個別の計画を追加することが必要である. 栄養介入にはNST(栄養サポートチーム)の介入が必要であり, せん妄予防にはせん妄予防チーム活動が有用であり, 多職種によるチーム医療が必要である.

一方, 回復期の入院期間を左右する因子は患者の機能回復状況だけではない. 退院先により左右される. 厚生労働省が2020年7月17日に発表した2019年の国民生活基礎調査では, 介護する側とされる側がともに高齢化する老老介護が広がり, 家族間で介護する世帯の6割に迫っていることが示された. 7,396人が対象(有効回答率85.11％). 同居する家族や親族が自宅で介護する在宅介護のうち, 介護する人とされる人がともに65歳以上の割合は過去最高の59.7％. 前回16年の調査より5.0ポイント増で, 調査開始以来, 上昇傾向が続く. 75歳以上の老老介護の割合も2.9ポイント増えて過去最高の33.1％. 家族が介護する中では3世帯に1世帯が75歳以上同士となっている.

表 2. 入院時の問診と脊椎 X 線検査における椎体骨折の既往の相違

		問診による椎体骨折の既往	
		あり	なし
胸椎・腰椎 X-p 椎体骨折の有無	あり	33	149
	なし	1	24

(n＝207)
感度 18%, 特異度 96%
陽性的中率 97%, 陰性的中率 13.8%
正診率 27.5%

（文献 29 より引用）

退院先および退院後の生活を見据えた退院支援は，回復期リハビリテーション期で極めて重要であり，計画的な退院支援計画が必要である．退院支援に必要な介入項目，時期を設定した退院支援クリティカルパスの有用性が報告されている[24]．

診療ガイドラインにあるように退院後は，二次骨折予防が重要である．回復期リハビリテーション期間は，骨粗鬆症治療の説明と同意を得て骨粗鬆症治療を開始する最も良い期間であり，回復期入院中に治療を開始し，退院後につなげていく必要がある．医療連携による退院後の治療継続には骨粗鬆症連携クリティカルパスが用いられ始めている[22]．

二次骨折予防の必要性と骨折連鎖の実際

1．骨粗鬆症治療

二次骨折予防は対象が明確であり，海外の骨折リエゾンサービス（fracture liaison service；FLS）は費用対効果に優れ，医療費削減に貢献すると報告されている[25)~27]．骨折の連鎖を防ぐための二次骨折予防対策は，高齢化が進む中で喫緊の課題である．骨折直後の次の骨折発生リスクは非常に高く，1 年経過してもそのリスクは 2.7 倍となっている．さらに骨折直後から 2 年間は骨折のリスクが切迫した期間であり[28]，骨粗鬆症治療薬の骨折抑制効果の発現に要する時間を考えると，可能な限り早期に二次骨折予防対策を講じる必要がある．

1）当院での取り組み

当院では 2014 年 1 月から，医師主導型の院内での二次骨折予防対策の取り組みを開始した．具体的には，50 歳以上の骨折を契機に入院した全患者に対して X 線検査（胸椎・腰椎）での既存椎体骨折の有無，既存椎体骨折が存在すれば程度，個数を確認し，骨密度検査（DXA 法での腰椎，大腿骨頚部）と併せて骨粗鬆症の診断を行い，必要があれば入院中に骨粗鬆症の薬物治療を導入するものであり，治療導入率は 90% 以上を維持している．

入院時の胸椎・腰椎の X 線検査で，既存の OVF と考えられる骨折が多く確認された．そこで 2014 年 1 月 1 日〜2015 年 6 月 30 日に骨折で入院し，胸椎・腰椎 X 線検査を行った 50 歳以上の 207 例（男性 54 例，女性 153 例，平均年齢 83 歳）を対象とし，既存椎体骨折の割合と程度，骨密度との関連について検討した．骨折は X 線側面像を半定量的評価法（SQ 法：Semiquantitative Method）で判定した．結果，入院時の聞き取りで既往歴に椎体骨折のない患者 173 例に，SQ グレード 1 以上が 149 例（86%），SQ グレード 2 以上が 127 例（73%），SQ グレード 3 が 87 例（50%）に認められた．また，大腿骨頚部の骨密度が YAM 値で 60% 以下の患者に SQ グレード 3 が 71% に認められた．OVF の自覚症状の乏しさ（**表 2**）や，我々の地域の高齢者の骨折連鎖の現状に驚くと同時に，骨折の治療だけでなくその原因の治療を行う二次骨折予防に確実に取り組む必要性を再認識した[29]．特に OVF は非臨床骨折の割合が高く，骨折の自覚が少ない．また，我々の調査では「誘因のない骨折」≒「OVF」であることから，治療介入の遅れは高齢者の脆弱性骨折の連鎖の大きなリスク要因となると考える．「誘因のない骨折」は**図 1-a** より年々増加傾向にあり，**図 1-b** より転倒の割合が急激に増加する 80 歳代の手前の 70 歳代までは増加し，**図 1-c** より椎体骨折に占める割合は 2018 年を除けば増加傾向にあり，我々の地域では，OVF は残念ながらまだ減少傾向にないと考えざるを得ず，骨粗鬆症薬物治療の開始時期が遅い，または治療介入率が低い可能性が示唆された．

2）治療継続の調査

薬物治療を導入して継続されなければ，二次骨

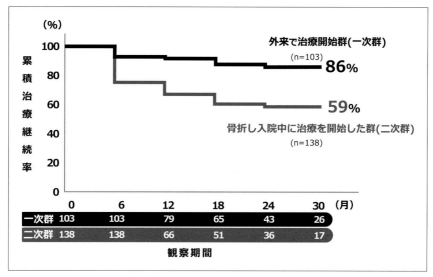

図 3. 骨粗鬆症治療継続率の比較(Kaplan-Meier 法)

（文献 28 より引用）

折予防効果はない．当院を退院した患者の治療継続を知るため，ともにデノスマブを治療薬として，骨折し入院中に開始した患者(二次群)と外来で開始した患者(主に一次群)を対象として，2013年 7 月～2016 年 3 月(2 年 9 か月)の期間で両群間の治療継続率を比較検討した．二次群の患者はすべて退院後に当院に受診する意志のある患者とした．結果は**図 3**に示すように一次群のほうが，明らかに継続率が高い結果となった．グラフから 6か月後の継続率に大きな相違があるのは一目瞭然である．自己中断した患者は徐々に来院しなくなるのではなく，多くは退院後に当院に一度も受診していないことが明らかとなった．さらにその原因を検討するために患者背景を比較すると，二次群では一次群より有意に年齢が高く(二次群 81.6±7.2：一次群 75.7±7.8 歳)，認知症の割合が高く(同 29％：4％)，歩行能力が低かった(杖歩行レベル以上の割合 63％：98％)．このことから，二次群の患者は高齢で，ADL が低く，1 人では外来通院が困難である可能性が高いことが示唆された．そのため，疼痛で体動困難となり，食事も排泄も床上でしなければならない辛い経験をしても治療継続率は決して高くならないのかもしれない．この調査の結果から，退院後に外来で治療を継続するには，患者だけでなくキーパーソンである家族にも「治療導入と継続の必要性」について理

解してもらうことが重要であり，これを入院中に組織的に取り組まなければ退院後の治療継続は見込めず，医師 1 人では到底太刀打ちできるものではない．この考えから，医師から多職種に参加を依頼し，2017 年 7 月に 10 部門 18 名からなる骨粗鬆症リエゾンサービス(osteoporosis liaison service；OLS)チームを立ち上げ活動を開始した[29]．

3）OLS チームの取り組み

日本語版二次骨折予防のための FLS クリニカルスタンダード[30]の内容は，まさに我々のチームが試行錯誤を繰り返しながら体得した二次骨折予防対策に不可欠な項目を明確に示している．これに沿って当院での取り組み例を紹介する．

a）ステージ 1：対象患者の特定：二次骨折予防を開始して感じる高い壁である．対象となる患者が，いつ，どの病棟に入院しているかを把握することは実は容易ではない．この把握が不十分だと検査や治療を漏れなく，スムーズに行うことは困難である．まずは，どのような項目を選択するかは各医療施設により異なるであろうが，骨折で入院した患者のデータベースの作成から開始すべきである．我々は入院日，骨折部位，受傷日，受傷原因，主治医，検査の実施，治療薬など 20 項目からなる「骨折調査リスト」を Microsoft Excel で作成した．初めは医師が入力していたが，OLSチームの立ち上げ後は医療クラークへシフトし

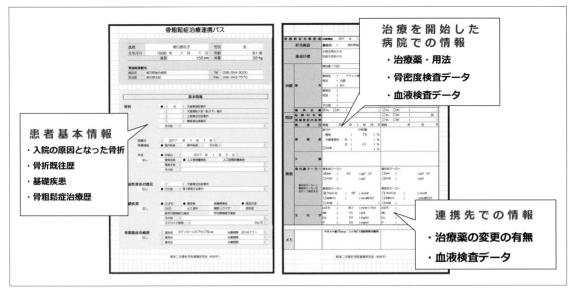

図 4. 熊本二次骨折予防連携研究会(KSFP)作成の骨粗鬆症地域連携クリティカルパス

た．二次骨折予防の対象患者の情報共有が医療者間でスムーズに行われれば，情報の漏れは少なく，時間の有効活用が可能となりメンバーの負担も軽減できると考え，プログラミングの心得のあるメンバーに上記の条件でシステム作りを依頼し，仕様を検討し，「検査・治療進捗表(NASU system)」が完成した．これにより病棟看護師は電子カルテのパソコンの端末のデスクトップから2クリックで自分の病棟の対象患者とその検査，治療の進捗を一目で確認可能となる．これは「骨折調査リスト」から自動に抽出，日に2回自動更新，転棟や退院すると自動削除される，「見える化」と「省力化」を実現したシステムである．

b）ステージ2：二次骨折リスクの評価：次に入院した患者の骨粗鬆症の診断であるが，「骨粗鬆症の予防と治療のガイドライン2015年度版」に基づき，胸腰椎X線とDXA法（腰椎，大腿骨頚部）で診断を，血液検査で続発性骨粗鬆症との鑑別を行っている．この一連の検査は，入院時に外来，もしくは入院後病棟でクリティカルパスに従って行われる．リハビリテーションではバランス評価尺度 Standing test for Imbalance and Disequilibirium(SIDE)を使用し転倒リスクの評価を，75歳以上の患者に対しては病棟で改訂長谷川式簡易知能評価スケール(HDS-R)で認知機能の評価を行っている．

c）ステージ3：投薬を含む治療の開始：医師は入院の契機となった骨折，既存骨折，骨密度などからエビデンスに基づき，初めに治療効果を優先し患者に骨粗鬆症治療薬の提案を行い，最終的には患者が継続可能な薬剤を選択し(施設入所での制限，嗜好，生活様式など)早期に治療を開始する．回復期リハビリテーション病棟では，入院前・退院後にかかわる患者情報およびカンファレンスの内容を，医療者間や医療者-患者・家族間で経時的に情報共有でき，二次骨折予防対策も網羅したカンファレンスシートを作成し，入棟1週間，1か月，2か月で行われるカンファレンスで多職種から，骨折後の「骨粗鬆症治療と継続の必要性」を患者およびキーパーソンとなる家族に説明する．退院後の生活を想定し，患者と家族の希望を考慮し，退院後に骨粗鬆症治療を継続する医療機関を確認する．その際，退院後の通院イメージを重視し，地図情報システム(geographic information system；GIS)を活用して自宅と通院する医療機関を可視化できるようにした．退院後に他の医療施設で治療を行う患者に対しては循環型，一方向型のいずれも可能である熊本二次骨折予防連携研究会(KSFP)作成の骨粗鬆症地域連携クリティカルパス(以下，連携パス，**図4**)を発行し，他の医療施設で治療継続が可能となるようサポートしている．

d）ステージ4：患者のフォローアップ：退院

後当院に受診する患者に対して受診予定日に来院がない場合には外来看護師が電話連絡をする．外来通院患者に対しても受診予定日を経過した患者に対しては「リマインドシステム」を利用し患者に電話連絡をしている．退院後に他の医療施設で治療を行う患者に対しては，医療クラークが退院後3か月を目途に医療施設に治療継続の有無の確認をしている．

e）ステージ5：患者と医療従事者への教育と情報提供：前述のステージ1〜4を通じて必要なことである．骨粗鬆症治療の目的は骨折を予防することであり，OLSはチームで患者の骨折を防ぎ，高齢者が元気に生活できるようサポートを行う．① チーム医療を行うに際して，医療者間の「目的の共有」と「情報の共有」，② 治療継続には医療者と患者・家族間の「目的の共有」，③ 退院後に治療を行う医療施設との「目的の共有」と「情報の共有」が不可欠となる．2017年4月〜2018年3月までの連携パスの発行数は64件で，そのうち3か月後の治療継続は36件（56％）と低迷しており，上記を実践してみて最も困難なのが，地域のネットワーク作りと利用である．地域でシームレスな骨粗鬆症の治療継続を行わなければ骨折の低減の実現は望めず，現在も近隣の医療施設から連携の構築に努めている．

2．運動療法の継続

推奨される運動療法の4つの条件は，① 目的とする効果が期待できること，② 特殊な機器や道具を必要としないこと，③ 場所を選ばずに手軽にできること，④ 単純で継続しやすいこと[31]，また運動指導の4原則として，① 医師の指示による指導，② 患者の環境因子と内部要因を考慮した指導，③ 運動の質と量を明確にした指導，④ 運動によるアウトカムを明確にした指導[32]とある．特に，二次骨折予防の対象となる高齢者に対しては，運動療法の実施は転倒予防がその主目的となるため，簡便かつ安全に行えることを重視する．非外傷性骨折に対しては主として薬物治療，転倒などの軽微な外力で発症する骨折に対しては薬物治療に加え運動療法での転倒予防が重要となる．

薬物治療と同様，運動療法のアドヒアランスは低く，Dishmanの報告では，運動プログラムに登録した50％が6か月以内に脱落していた[33]．Baertらは，骨粗鬆症患者の運動のアドヒアランスに対する15の促進因子と18の障害因子を明らかにしている[34]．それによると頻度の高い促進因子は，「健康増進，社会的接触，習慣，気持ちが良い，医師から受けるアドバイス」であり，阻害因子は「疼痛，転倒の恐怖，天気が悪い，興味の欠如，病気の配偶者の世話」であった．中野らは高齢者の運動継続に関する因子を分析し，「生活パターンの中に組み込み」，例えば「朝食後」，「入浴の前」など日常生活の活動の中に運動を組み込むことが有効である可能性を示している[35]．運動を継続している患者から，「歯磨きをしながら片脚立ちを行うと，忘れることがないし1分間が長く感じなくなる」と話を聞くことがあるが，確かに日常の生活習慣に運動を組み込むのは良案である．

1）コツカレ

当院の外来での骨粗鬆症患者への運動指導はロコモーショントレーニング（ロコトレ）のバランス訓練である「開眼片脚立ち」が主である．運動を継続するにあたり，特に自主トレーニングの場合，その実施の程度を確認し，モチベーションを保つために内部要因を考慮した指導が重要である．そのため運動の実施状況の確認に応じた患者へ介入が可能なツールが必要と考えた．そこで，当院OLSチームの理学療法士の提案で，これまでの手帳から，運動の実施，促進をその主たる目的とし常時目に付き，記入できる見開きA4サイズの骨カレンダー（コツカレ）へ変更した（**図5**）[29]．カレンダーには理学療法士から指導されたロコトレの片脚立ちの実施記録，空欄には運動に前向きに取り組んでもらうよう実施した運動を自由に記載してもらい（グランドゴルフ，歩数，体操教室など），転倒や転倒しそうになった場合にはその記載をしてもらうこととした．また，看護師からの提案で当院での治療薬（注射・内服）の履歴を記載した．も

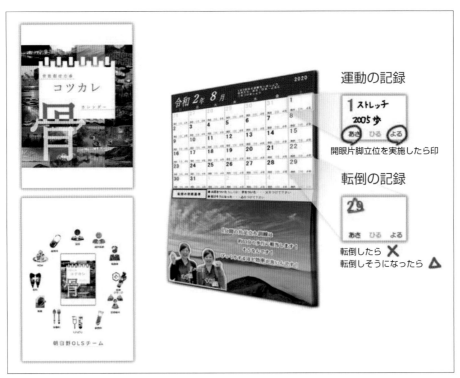

図 5. 骨カレンダー(コツカレ)
患者の運動に対する意識の向上を目指し，OLS チーム全員で作成.

う1つの特徴は1冊終了で治療継続が容易に確認できるよう治療開始月から24か月の構成とし，患者，職員から提供された写真を使用し，チームでのサポートを伝える各職種からのメッセージを添えた．デザイン，構成，製本まで OLS チーム全員で行い 2019 年 12 月から配布を開始している．当院の外来患者における新規と継続治療を含む年間の薬物治療の Kaplan-Meier 法を用いた継続率は，2016 年が 82.6%(n＝592)，2017 年が 89.1%(n＝649)と比較的高い．そこにコツカレを利用することで，単独では継続が困難な運動療法のアドヒアランスの向上を目指したい．また，入院中からコツカレを使用することで退院後の運動の継続率向上に役立てたい．

　2020 年 7 月までに当院の医療クラーク小野がコツカレを配布した患者に実施した調査では，骨粗鬆症治療で外来通院中患者 359 名(女性 322 名，男性 37 名，平均年齢 78.6 歳)に対して「片脚立ち」運動についての聞き取り調査が可能であったのは 303 名(女性 273 名，男性 30 名，平均年齢 78.3 歳)であった．そのうち運動自体が不可能なのは女性

で 14 名，男性で 5 名であった．また，運動が可能な患者のうち 1 日 1 回以上，週 4 日以上行っていた割合は女性 146 名/259 名(56.4%)，男性 6 名/25 名(24.0%)で，全く行われていなかった割合は女性 63 名/259 名(24.3%)，男性 12 名/25 名(48.0%)であり，女性のほうが指導された運動に取り組んでいた．「片脚立ち」を行っていない患者については，60%は「他の運動」をしていたが，コロナ禍の影響で体操教室やジムが閉まり運動習慣がなくなった患者もみられた．カレンダーをもらい，「運動に興味を持った」，「始めはプレッシャーがあったが運動習慣がついた」，「動きやすくなった」などの声が聞かれる．今後，複合的な運動の指導を取り入れ，調査を継続しながら有用な手法と運用法を確立したい．また，患者の生活背景を知ることは運動指導をするうえで重要な要素である．外出制限のある場合に動画で運動指導を行うことを試みたが，聞き取り調査では「パソコンやスマートフォンを持たない，使用できない」患者は 28 名/40 名(70%：平均年齢 80.6 歳)，「自身で使用できる」患者は 12 名/40 名(30%：69.0 歳)であり

高齢者には実用的ではなく，現時点では紙媒体もしくはテレビ体操の活用が有効と考える．運動機能のみならず生活背景を意識することも運動の導入や継続に重要な視点であると考える．

まとめ

高齢者の骨折予防には骨強度を高める骨粗鬆症の薬物治療と転倒予防を目的とした運動療法の導入とその継続が鍵となる．どちらも多職種の，医療機関の連携なくしては実現できない．

骨折を契機に入院した患者に対して，骨折の原因となる骨粗鬆症の治療を行うのは，脳梗塞後に血圧のコントロールや抗凝固薬を継続し再発を予防することと何ら変わらない．その意義を理解すれば，二次骨折予防はOLSチームのメンバーだけで行うのではなく，むしろ骨折で入院した個々の患者にかかわる医師，医療スタッフの仕事であり，「骨折した患者に二次骨折予防は当たり前」の意識になって多職種連携は真に機能するのではないだろうか．

転倒予防に対する運動療法や日常生活の指導を主に担当するのは理学療法士・作業療法士であり，入院中に患者と接する時間が比較的長く，患者からの信頼も厚い職種である．特に理学療法士には，入院中から退院後の生活を見据えた視点を持ち，患者に運動療法を行うこととその継続の重要性を説き，二次骨折予防の実現をともに目指してほしい．

文 献

1) Nevitt MC：Fall in the eldely：Risk factors and prevention. Masdeu JC, et al(ed), Gait disorders of aging. Falls and therapeutic strategies, pp. 13-36, Lippincott-Raven, 1997.

2) Cauley JA, et al：Risk of mortality following clinical fractures. *Osteoporos Int*, **11**(7)：556-561, 2000.

3) Tinetti ME, Kumar C：The patient who falls："It's always a trade-off". *JAMA*, **303**(3)：258-266, 2010.

4) 安村誠司：高齢者の転倒と骨折．眞野行生（編），高齢者の転倒とその対策，pp. 40-45, 医歯薬出版，1999.

5) 新野直明ほか：総括研究報告書 平成11年度厚生労働省長寿科学総合研究「地域の高齢者における転倒・骨折の発生と予防に関する疫学的研究」報告書，主任研究者：新野直明，1999.

6) 鈴木隆雄ほか：地域高齢者の転倒発生に関連する身体的要因の分析的研究 5年間の追跡研究から．日老医誌，**36**(7)：472-478, 1999.

7) 鈴川芽久美ほか：要介護高齢者における転倒と骨折の発生状況．日老医誌，**46**(4)：334-340, 2009.

8) Lord SR, et al：An epidemiological study of falls in older community-dwelling women：the Randwick falls and fractures study. *Aust J Public Health*, **17**(3)：240-245, 1993.

9) Gillespie LD, et al：Interventions for preventing falls in older people living in the community. *Cochrane Database Syst Rev*, **9**：2012.

10) El-Khoury F, et al：The effect of fall prevention exercise programmes on fall induced injuries in community dwelling older adults. *Br J Sports Med*, **49**(20)：1348, 2015.

11) Howe TE, et al：Exercise for preventing and treating osteoporosis in postmenopausal women. *Cochrane Database Syst Rev*, **7**：CD000333, 2011.

12) Zhao R, et al：The effects of differing resistance training modes on the preservation of bone mineral density in postmenopausal women：a meta-analysis. *Osteoporos Int*, **26**(5)：1605-1618, 2015.

13) Watson SL, et al：High-Intensity Resistance and Impact Training Improves Bone Mineral Density and Physical Function in Postmenopausal Women With Osteopenia and Osteoporosis：The LIFTMOR Randomized Controlled Trial. *J Bone Miner Res*, **33**(2)：211-220, 2018.

14) Gold DT, et al：Group treatment improves trunk strength and psychological status in older women with vertebral fractures：results of a randomized, clinical trial. *J Am Geriatr Soc*, **52**(9)：1471-1478, 2004.

15) 加藤 剛ほか：骨粗鬆症性椎体骨折に対する装具療法の検討 全国多施設前向き研究 中間報告．臨整外，**53**：279-286, 2018.

16) 岩村圭祐ほか：脊椎圧迫骨折に対する当院の取り組み～仮コルセット装着元での早期リハビリテーション～．第31回日本臨床整形外科学会学

術集会抄録集，p. 140，2018.

17) Kishikawa Y：Initial non-weight-bearing therapy is important for preventing vertebral body collapse in elderly patients with clinical vertebral fractures. *Int Gen Med*, **5**：373-380, 2015.

18) 柴尾洋介ほか：高齢者の骨粗鬆症性胸腰椎椎体骨折の初期入院安静を含む保存治療の臨床成績. 臨整外，**52**(1)：81-86，2017.

19) 千葉一裕ほか：骨粗鬆症性着いた骨折に対する保存療法の指針策定. 多施設共同前向き無作為化比較パイロット試験の結果より. 日整会誌，**85**：934-941，2011.

20) Hoshino M, et al：Impact of initial conservative treatment interventions on the outcomes of patients with osteoporotic vertebral fractures. *Spine*, **38**(11)：E641-648, 2013.

21) Tsujio T, et al：Characteristic radiographic or magnetic resonance images of fresh osteoporotic vertebral fractures predicting potential risk for nonunion：a prospective multicenter study. *Spine*, **36**：1229-1235, 2011.

22) 野村一俊：地域連携クリティカルパスの経験から超高齢社会に於けるクリティカルパスを考える. *Medical Forum CHUGAI*，**20**(3)：8-11，2019.

23) 日本整形外科学会，日本骨折治療学会(監)：大腿骨頚部/転子部骨折ガイドライン(改定第2版)，南江堂，2011.

24) 森　由美：地域包ケア病棟で退院支に活用するクリティカルパス. 整形外科看護，**20**(9)：104-106，2015.

25) Marsh D, et al：Coordinator-based systems for secondary prevention i. n fragility fracture patients. *Osteoporos Int*, **22**(7)：2051-2065, 2011.

26) Dell R, Greene D：Is osteoporosis disease management cost effective? *Curr Osteoporos Rep*, **8**(1)：49-55, 2010.

27) McLellan AR, et al：Fracture liaison services for the evaluation and management of patients with osteoporotic fracture：a cost-effectiveness evaluation based on data collected over 8 years of service provision. *Osteoporos Int*, **22**(7)：2083-2098, 2011.

28) Johansson H, et al：Imminent risk of fracture after fracture. *Osteoporos Int*, **28**(3)：775-780, 2017.

29) 辻　王成：骨粗鬆症リエゾンサービス(OLS)における院内情報共有. *Progress in Medicine*，**40**(1)：59-64，2020.

30) FLSクリニカルスタンダード作成ワーキンググループ(編)，一般社団法人日本骨粗鬆症学会. NPO法人日本脆弱性骨折ネットワーク(監)：日本語版　二次骨折予防のためのFLSクリニカルスタンダード，2019.

31) 宮腰尚久：ロコモティブシンドロームを構成する疾患　骨粗鬆症　骨粗鬆症の治療. 日医雑誌，**144**(特別1)：S98-S100，2015.

32) 植木彬夫：動こうとする心，動ける身体を作る運動療法　運動療法を継続させるための療養指導. *DM Ensemble*，**2**(1)：9-12，2013.

33) Dishman R：Advances in exercise adherence. Human Kinetics, 1994.

34) Baert V, et al：Motivators and barriers for physical activity in older adults with osteoporosis. *J Geriatr Phys Ther*, **38**(3)：105-114, 2015.

35) 中野聡子ほか：介護予防教室参加者における運動の継続に関連する要因. 理学療法学，**42**(6)：511-518，2015.

第1回日本フットケア・足病医学会年次学術集会

会　　期：2020年12月4日（金）・5日（土）
会　　長：日髙寿美（湘南鎌倉総合病院腎臓病総合医療
　　　　　センター）
会　　場：パシフィコ横浜ノース　〒220-0012 神奈川
　　　　　県横浜市西区みなとみらい1-1-2
テ ー マ：Reunion!　～フットケアと足病医学～
問い合わせ：第1回日本フットケア・足病医学会年次学術
　　　　　集会　運営事務局
　　　　　株式会社春恒社　コンベンション事業部
　　　　　E-mail：jsfp2020@c.shunkosha.com

withコロナの時代のニューノーマルな
スタイルとして現地参加とWEB配信を
併用したハイブリッド形式で開催いたし
ます．詳細はホームページ
(http://www.jsfp2020.jp)をご覧ください．

FAXによる注文・住所変更届け

改定：2015年1月

毎度ご購読いただきましてありがとうございます.

読者の皆様方に小社の本をより確実にお届けさせていただくために，FAXでのご注文・住所変更届けを受けつけております. この機会に是非ご利用ください.

◇ご利用方法

FAX専用注文書・住所変更届けは，そのまま切り離してFAX用紙としてご利用ください. また，注文の場合手続き終了後，ご購入商品と郵便振替用紙を同封してお送りいたします. **代金が5,000円をこえる場合，代金引換便とさせて頂きます.** その他，申し込み・変更届けの方法は電話，郵便はがきも同様です.

◇代金引換について

本の代金が5,000円をこえる場合，代金引換とさせて頂きます. 配達員が商品をお届けした際に，現金またはクレジットカード・デビットカードにて代金を配達員にお支払い下さい(本の代金＋消費税＋送料). (※年間定期購読と同時に5,000円をこえるご注文を頂いた場合は代金引換とはなりません. 郵便振替用紙を同封して発送いたします. 代金後払いという形になります. 送料は定期購読を含むご注文の場合は頂きません)

◇年間定期購読のお申し込みについて

年間定期購読は，1年分を前金で頂いておりますため，代金引換とはなりません. 郵便振替用紙を本と同封または別送いたします. 送料無料，また何月号からでもお申込み頂けます.

毎年末，次年度定期購読のご案内をお送りいたしますので，定期購読更新のお手間が非常に少なく済みます.

◇住所変更届けについて

年間購読をお申し込みされております方は，その期間中お届け先が変更します際，必ずご連絡下さいますようよろしくお願い致します.

◇取消，変更について

取消，変更につきましては，お早めにFAX，お電話でお知らせ下さい.

返品は，原則として受けつけておりませんが，返品の場合の郵送料はお客様負担とさせていただきます. その際は必ず小社へご連絡ください.

◇ご送本について

ご送本につきましては，ご注文がありましてから約1週間前後とみていただきたいと思います. お急ぎの方は，ご注文の際にその旨をご記入ください. 至急送らせていただきます. 2〜3日でお手元に届くように手配いたします.

◇個人情報の利用目的

お客様から収集させていただいた個人情報，ご注文情報は本サービスを提供する目的(本の発送，ご注文内容の確認，問い合わせに対しての回答等)以外には利用することはございません.

その他，ご不明な点は小社までご連絡ください.

株式会社 全日本病院出版会　〒113-0033 東京都文京区本郷 3-16-4-7F
電話 03(5689)5989　FAX03(5689)8030　郵便振替口座 00160-9-58753

FAX 専用注文書

ご購入される書籍・雑誌名に○印と冊数をご記入ください

5,000 円以上代金引換

○	書 籍 名	定価	冊数
	明日の足診療シリーズ I 足の変性疾患・後天性変形の診かた　近刊	¥9,350	
	運動器臨床解剖学―チーム秋田の「メゾ解剖学」基本講座―　新刊	¥5,940	
	ストレスチェック時代の睡眠・生活リズム改善実践マニュアル　新刊	¥3,630	
	超実践！がん患者に必要な口腔ケア　新刊	¥4,290	
	足関節ねんざ症候群―足くびのねんざを正しく理解する書―　新刊	¥5,500	
	読めばわかる！臨床不眠治療―睡眠専門医が伝授する不眠の知識―	¥3,300	
	骨折治療基本手技アトラス―押さえておきたい 10 のプロジェクト―	¥16,500	
	足育学　外来でみるフットケア・フットヘルスウェア	¥7,700	
	四季を楽しむビジュアル嚥下食レシピ	¥3,960	
	病院と在宅をつなぐ 脳神経内科の摂食嚥下障害―病態理解と専門職の視点―	¥4,950	
	カラーアトラス　爪の診療実践ガイド	¥7,920	
	睡眠からみた認知症診療ハンドブック―早期診断と多角的治療アプローチ―	¥3,850	
	肘実践講座　よくわかる野球肘　肘の内側部障害―病態と対応―	¥9,350	
	医療・看護・介護で役立つ嚥下治療エッセンスノート	¥3,630	
	こどものスポーツ外来―親もナットク！このケア・この説明―	¥7,040	
	野球ヒジ診療ハンドブック―肘の診断から治療，検診まで―	¥3,960	
	見逃さない！骨・軟部腫瘍外科画像アトラス	¥6,600	
	パフォーマンス UP！　運動連鎖から考える投球障害	¥4,290	
	医療・看護・介護のための睡眠検定ハンドブック	¥3,300	
	肘実践講座 よくわかる野球肘　離断性骨軟骨炎	¥8,250	
	これでわかる！スポーツ損傷超音波診断 肩・肘＋α	¥5,060	
	達人が教える外傷骨折治療	¥8,800	
	ここが聞きたい！スポーツ診療 Q & A	¥6,050	
	見開きナットク！フットケア実践 Q & A	¥6,050	
	高次脳機能を鍛える	¥3,080	
	最新　義肢装具ハンドブック	¥7,700	
	訪問で行う 摂食・嚥下リハビリテーションのチームアプローチ	¥4,180	

バックナンバー申込（※ 特集タイトルはバックナンバー 一覧をご参照ください）

❀メディカルリハビリテーション（No）

No＿＿＿＿　　No＿＿＿＿　　No＿＿＿＿　　No＿＿＿＿　　No＿＿＿＿

No＿＿＿＿　　No＿＿＿＿　　No＿＿＿＿　　No＿＿＿＿　　No＿＿＿＿

❀オルソペディクス（Vol/No）

Vol/No＿＿＿　Vol/No＿＿＿　Vol/No＿＿＿　Vol/No＿＿＿　Vol/No＿＿＿

年間定期購読申込

❀メディカルリハビリテーション	No.	から
❀オルソペディクス	Vol.　　No.	から

TEL：	（　　　）	FAX：	（　　　）

ご住所	〒		
フリガナ			診療科目
お名前		要捺印	

FAX 03-5689-8030 全日本病院出版会行

年　月　日

住 所 変 更 届 け

お名前	フリガナ	
お客様番号		毎回お送りしています封筒のお名前の右上に印字されております8ケタの番号をご記入下さい。
新お届け先	〒　　　　都道府県	
新電話番号	（　　　）	
変更日付	年　月　日より	月号より
旧お届け先	〒	

※ 年間購読を注文されております雑誌・書籍名に✓を付けて下さい。
- ☐ Monthly Book Orthopaedics （月刊誌）
- ☐ Monthly Book Derma. （月刊誌）
- ☐ 整形外科最小侵襲手術ジャーナル （季刊誌）
- ☐ Monthly Book Medical Rehabilitation （月刊誌）
- ☐ Monthly Book ENTONI （月刊誌）
- ☐ PEPARS （月刊誌）
- ☐ Monthly Book OCULISTA （月刊誌）

FAX 03-5689-8030

全日本病院出版会行

2021年　年間購読のご案内
年間購読料　40,150円（消費税込）
年間13冊発行
（通常号11冊・増大号1冊・増刊号1冊）
送料無料でお届けいたします！

各号の詳細は弊社ホームページでご覧いただけます.
☞www.zenniti.com/

※各号定価（本体価格2,500円＋税）（増刊・増大号を除く）

次号予告

ロボットリハビリテーション最前線

編集主幹：宮野佐年　医療法人財団健貢会総合東京病院
　　　　　　　　　　リハビリテーション科センター長
　　　　　　水間正澄　医療法人社団輝生会理事長
　　　　　　　　　　昭和大学名誉教授

No.255　編集企画：
大串　幹　兵庫県立リハビリテーション中央病院
　　　　　診療部長

Monthly Book Medical Rehabilitation　No.255

2020 年 11 月 15 日発行　（毎月 1 回 15 日発行）
　　　定価は表紙に表示してあります.
　　　　　　Printed in Japan

発行者　　末　定　広　光
発行所　　株式会社　全日本病院出版会
〒 113-0033　東京都文京区本郷 3 丁目 16 番 4 号 7 階
　　　　電話（03）5689-5989　Fax（03）5689-8030
　　　　郵便振替口座 00160-9-58753

印刷・製本　三報社印刷株式会社　　　　電話（03）3637-0005
広告取扱店　㈱日本医学広告社　　　　電話（03）5226-2791